SAÚDE EMOCIONAL

Como não pirar em tempos instáveis

Proibida a reprodução total ou parcial em qualquer mídia
sem a autorização escrita da editora.
Os infratores estão sujeitos às penas da lei.

A Editora não é responsável pelo conteúdo deste livro.
Os Autores conhecem os fatos narrados, pelos quais são responsáveis,
assim como se responsabilizam pelos juízos emitidos.

Consulte nosso catálogo completo e últimos lançamentos em **www.editoracontexto.com.br**.

Ilana Pinsky
Marcelo Ribeiro

SAÚDE EMOCIONAL
Como não pirar em tempos instáveis

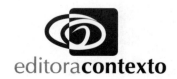

Copyright © 2021 dos Autores

Todos os direitos desta edição reservados à
Editora Contexto (Editora Pinsky Ltda.)

Montagem de capa e diagramação
Gustavo S. Vilas Boas

Fotos das aberturas de capítulos
Camila Bassanezi Mayer (pp. 6-7, 30-1, 110-1)
Luciana Pinsky (pp. 20-1)
Jaime Pinsky (pp. 46-7, 64-5)
Gustavo S. Vilas Boas (pp. 90-1)

Coordenação de textos
Luciana Pinsky

Preparação de textos
Lilian Aquino

Revisão
Adriana Moreira Pedro

Dados Internacionais de Catalogação na Publicação (CIP)

Pinsky, Ilana
Saúde emocional / Ilana Pinsky e Marcelo Ribeiro. –
São Paulo : Contexto, 2021.
128 p.

ISBN 978-65-5541-055-6

1. Psicologia 2. Autoajuda 3. Saúde mental
4. Pandemia – Aspectos psicológicos
I. Título II. Ribeiro, Marcelo

21-0408	CDD 158.1

Angélica Ilacqua CRB-8/7057

Índice para catálogo sistemático:
1. Psicologia

2021

EDITORA CONTEXTO
Diretor editorial: *Jaime Pinsky*

Rua Dr. José Elias, 520 – Alto da Lapa
05083-030 – São Paulo – SP
PABX: (11) 3832 5838
contexto@editoracontexto.com.br
www.editoracontexto.com.br

Sumário

Pandemias, mares revoltos e tempos instáveis   7

Um mundo sem fronteiras   21

Os caminhos da saúde emocional   31

Otimismo funciona, sim   47

Como cultivar a resiliência   65

Conexões sociais   91

Afinal...

somos mais resistentes do que imaginávamos?   111

Referências   121

Os autores   125

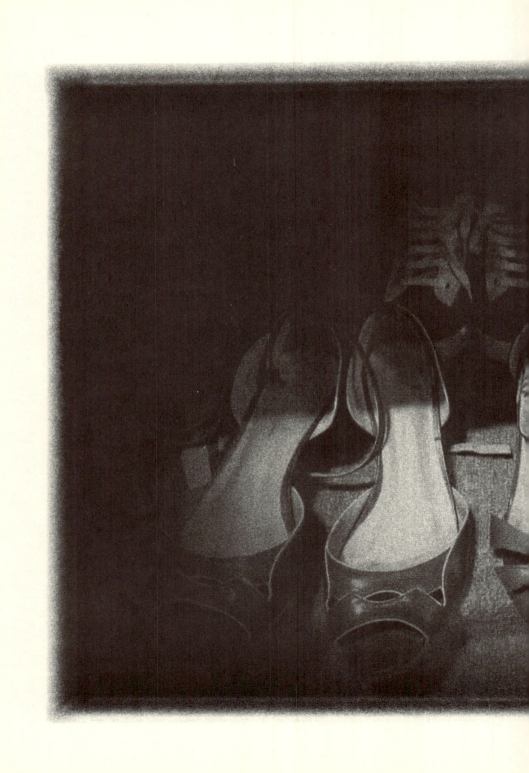

Pandemias, mares revoltos e tempos instáveis

Tempos instáveis. Como encará-los de maneira realista? Por que essa dupla de palavras vem se transformando em "modo de ser" no mundo contemporâneo? O tal do "novo normal". Perguntas que valem uma vida plena de harmonia e felicidade, desejada por quase todos os seres humanos do planeta.

Atualmente, as pessoas que vivem nas mais diferentes sociedades do globo – sobretudo nos grandes centros urbanos – vêm abandonando a ideia e o hábito de se deixarem guiar pura e simplesmente por costumes, normas e recomendações das instituições políticas e religiosas tradicionais. Não existe mais "o padre não deixa", "meu pai mandou fazer assim" ou apenas o "não pode e ponto". As pessoas têm mais acesso à informação e valorizam aquilo em que acreditam. Além do mais, as redes sociais parecem amplificar o efeito daquilo que somos e fazemos: as conquistas no trabalho, o fim de semana na praia, o jantar de Ano-Novo, os primeiros passos de um filho são postados e comentados instantaneamente a quilômetros de distância. Notícias e denúncias em tempo real viralizam com enorme rapidez e mobilizam reações em massa, que colocam em xeque a legitimidade de governos e provocam instabilidade política – como foi o caso das recentes manifestações antirracistas nos Estados Unidos ou da Primavera Árabe há dez anos.

Por outro lado, há uma série de transformações em curso que pressionam todos os habitantes do planeta, muitas vezes de maneira angustiante. As mudanças climáticas e o impacto das ações dos seres humanos sobre o ambiente já são conhecidos há mais de meio século. A urbanização desenfreada, as migrações desordenadas, a falta de comida ou a alimentação excessiva e desregrada. O trabalho e o emprego vêm se tornando cada vez mais flexíveis, temporários e governados por aplicativos. Tudo isso vem mostrar uma outra faceta: se por um lado nos sentimos mais descolados de preceitos morais e políticos e mais à vontade para reivindicarmos direitos sociais, por outro somos cada vez mais gerenciados por câmeras, algoritmos, *big datas* e *fake news*. Mais do mesmo? A internet sabe o que você fez nos verões passados, te recorda que há tempos você não vai àquela loja ou restaurante, sente a falta do seu cartão de crédito naquela livraria. Mapeamos o mundo, mas também somos mapeados por ele – num verdadeiro labirinto, cheio de armadilhas e ilusões de ótica.

Nosso tempo é escasso. Quase nunca conseguimos parar e interpretar os fenômenos que nos cercam. Somos impelidos a agir, a navegar mares revoltos: ir em busca de um segundo emprego para ter recursos para pagar uma pós-graduação, sem esquecer a academia nas primeiras horas da manhã ou no início da noite. Família, filhos, namoro, levar o cachorro para passear no parque... A incerteza, um componente natural de qualquer análise ou perspectiva de futuro, ocupa uma posição cada vez mais central num mundo que se globaliza a passos largos. Para onde vamos? Quem são nossos parceiros nessa nova empreitada? O que legitima nosso jeito de ser e de estar na Terra? Que tipo de garantia podemos esperar das instituições que nos empregam e nos governam? São perguntas que certamente tensionam nossa mente desprovida de tempo e momento para entender as grandes mudanças, antes de sermos totalmente engolidos por elas.

A sensação de instabilidade nos permeia, enfim. E como essa instabilidade nos atinge? Ela é capaz de infligir danos à nossa saúde e, invariavelmente, vem acompanhada por tensões e angústia, mas isso se dá em parte porque está carregada de perspectivas de superação e de sucesso. Quanta instabilidade a obtenção do fogo, a domesticação do cavalo e a descoberta da agricultura trouxeram para o mundinho pré-histórico, totalmente refém dos ciclos da natureza? Quanta amplitude e dinamismo racional a partida das primeiras naus trouxe para a Europa, cuja mentalidade era povoada por monstros e demônios? Somos fruto de todo esse emaranhado de erros e acertos. Frutos que geram sementes à espera de serem lançadas à terra novamente. Eis a nossa missão: "nunca perder a vontade de ter coragem". Eis o escopo deste livro.

O ano de 2020 ficará marcado para sempre como o ano da grande pandemia, do confinamento. Para a quase totalidade dos seres humanos, "pandemia" era uma palavra que habitava apenas os dicionários e os livros de História. A última grande pandemia, a da gripe espanhola (1918-1919), que dizimou cerca de 100 milhões de pessoas, se passou há mais de um século.

A pandemia da covid-19, causada pelo novo coronavírus (Sars-CoV-2), acontece dentro desse novo contexto de sociedade em rede, na qual pensamentos e sentimentos são divulgados e propagados de maneira eficiente e ampla. Deixamos de depender apenas do relato jornalístico para acessar a informação em tempo real e a longas distâncias: "Minha amiga que vive na França me contou ontem que a covid-19..." ou "Meu irmão que está no Japão escreveu agora em sua rede social que o coronavírus...". Algo impensável há 30 anos, um devaneio se imaginado um século atrás. Até o advento da internet, era necessário aguardar o telejornal para assistir às últimas notícias e esperar o jornal impresso do dia seguinte para uma análise mais demorada e aprofundada daqueles mesmos fatos. Os mais afoitos e sedentos por notícias frescas corriam para o rádio, esperançosos de que a notícia em questão estivesse em pauta naquele instante.

Até pouco tempo atrás não se sabia muito sobre o que as pessoas pensavam ou sentiam enquanto estavam às voltas com as pandemias. Apenas as personalidades dotadas de genialidade literária, tais como Giovani Boccaccio, Daniel Defoe, Albert Camus e Gabriel García Márquez, tiveram a chance de deixar suas impressões sobre uma epidemia de modo mais sistemático. A possibilidade de saber, através de *big data* e de publicações diárias, sobre como as pessoas estão passando por esse momento criou para os seres humanos um laboratório psicológico único, dentro do qual infográficos e relatos da influência da pandemia sobre nossas emoções e rituais sociais – aniversários, formaturas e rituais de luto realizados virtualmente – têm sido divulgados.

Ainda assim, mesmo considerando os novos avanços tecnológicos e científicos, o medo da morte por "doenças invisíveis", como nas pandemias, continua sendo uma das grandes assombrações da civilização humana. O medo vivenciado em uma pandemia corrói a civilização partindo de dentro de suas estruturas, deixando transparecer em sua fachada – aparentemente, cheia de boas intenções e de anseios perfeccionistas – as injustiças sociais, o racismo e o egoísmo humano em suas formas mais perversas e torpes. Tudo isso vem à tona da maneira mais crua e cruel possível: da ideia de estocar alimentos e remédios e da recusa de usar máscaras de proteção, sem se importar com a vida e a saúde do outro, por exemplo. A pandemia é a civilização desprovida de romance.

Desse modo, as pandemias não são apenas uma ameaça à vida humana, mas ao legado de toda a humanidade sobre a Terra. O medo do contágio, misturado em nossas vísceras e ossos muito antes de se transformar em substância fluída, tem a capacidade de nos "desumanizar", nos reduzir a animais perseguidos e acuados. Ele suprime de uma só vez nossa individualidade, nossas rotinas, as interações com nossos grupos de convívio e a nossa benfazeja mobilidade. A razão perde o sentido, deixando ao encargo dos medos irracionais a concepção de uma nova realidade, na qual a autopreservação figura como primeira lei.

Os "sentimentos humanos" sucumbem perante "o medo de uma morte torturada" – comentou o filósofo e romancista do existencialismo Albert Camus, enquanto escrevia sobre uma peste fictícia na Argélia do pós-guerra. Os sentimentos ancestrais de perda e desamparo perante a ação aniquiladora das pandemias e de seus desdobramentos imprevisíveis resultam em fantasias catastróficas e em pensamentos de ruína, ainda que toda a *big data* e tecnologia do mundo considerassem tais concepções infundadas.

As pandemias têm cadeira cativa no psiquismo humano. Incontáveis deuses da peste, de civilizações da mais pura Antiguidade, ocupam as primeiras fileiras desse teatro no qual se interpretam as comédias humanas. Ratos roendo a roupa do rei de

Roma. O rei está nu e a civilização, permanentemente posta em xeque por esse símbolo convertido em arquétipo de sofrimento e morte.

Desse modo, quando a humanidade se deparou com mais um flagelo pandêmico, procurou reativamente salvaguardar o seu legado civilizatório, suas engrenagens: buscou o isolamento social e dirigiu suas preocupações imediatas às questões de ordem prática: como passar a vender por *delivery*? Como ensinar ou aprender à distância? Como trabalhar e gerir pessoas em regime de *home office*, pensando em metas e prazos?

No entanto, essas preocupações foram logo eclipsadas pela enormidade dos desafios que pessoas, famílias, instituições e países passaram a enfrentar: as tremendas desigualdades que ficaram mais nítidas, os conflitos domésticos, os recorrentes episódios de violência contra a mulher, as ameaças aos direitos da criança e do adolescente, a ampliação de polarizações de ordem política. O reboco das convenções sociais e das etiquetas que enfeitava as fachadas das grandes civilizações foi instantemente descascado pela pandemia; caiu, expondo relações, valores e costumes à espera de transformação.

No entanto, da mesma maneira que a pandemia nos esvazia individualmente, ela também nos oferece a oportunidade de reconstrução por intermédio dos imperativos que emanam do sentimento de coletividade humana. É o momento de repensar a vida coletiva na qual estamos inseridos – hoje, amanhã e sempre. Ao longo da história, as crises trazem sempre consigo um potencial aniquilador, fomentador de estresse e angústia. Por outro lado, têm o poder de revelar forças outrora desconhecidas ou ignoradas, seja no nível individual, seja abarcando toda a sociedade. Quanto mais ativamente percebemos e agimos sobre nossas vulnerabilidades e ampliamos nossas competências, mais aumenta nossa capacidade de minimizar os impactos da adversidade pela qual atravessamos. Eis aí mais um dos temas sobre os quais repousa este livro: não somos apenas resilientes. Somos mais resilientes do que imaginamos, especialmente quando conseguimos combinar de maneira bem-sucedida perspectivas otimistas com vínculos afetivos de apoio.

A pandemia da covid-19 nos trouxe a certeza de que sempre seremos desafiados pela vida. Nesse sentido, assim como é necessário entender o que causa o mar revolto, é também necessário aprender navegá-lo por entre suas ondas avassaladoras – e devemos reconhecer as habilidades e potencialidades do aparato psíquico que possuímos, nosso instrumento de navegação mais nobre, precioso e preciso. É ele que conecta nossos medos mais íntimos com tudo aquilo que nos ultrapassa, nos amplia e nos transforma em seres genuinamente humanos. Nossa saúde mental é o astrolábio que, ao desvendar a posição dos astros no cosmos, permite ao navegador atravessar os mares revoltos até o almejado porto seguro.

Provavelmente, em nenhum outro momento histórico a saúde mental tenha sido tão falada e – mais do que isso – tão considerada. A doença invisível do século XIX ganhou pela primeira vez corpo despido de preconceito. "O isolamento pode fazer mal ao psiquismo das pessoas", concluem ininterruptamente os trabalhos científicos em tempos de covid-19. A necessidade de cuidar da mente da mesma maneira que cuidamos do corpo certamente será um legado destes tempos de mares pandêmicos, e outra vez um dos temas centrais deste livro.

As pessoas se enxergaram mentalmente adoecidas. Estar "ruim da cabeça" passou a ser visto não só como algo normal dentro das circunstâncias, mas também como algo aceitável, passível de cuidado e de cura. Para muitos, a doença mental ainda é sinal de fraqueza ou de "defeito de fabricação". Um relógio que atrasa ou adianta em demasia. A pandemia nos mostrou que a exposição às mazelas da vida é capaz de causar adoecimento. E, aí assim, vêm as perguntas que este livro ajudará o leitor a responder: Como se expor às sacolejadas da vida de maneira mais segura? Como lidar com o medo, as angústias e o estresse que advêm dessa exposição? Possuímos mecanismos de defesa inatos que podem ser evocados e fortalecidos? Podemos crescer na adversidade? O que é saúde emocional e como cultivá-la? Estas são perguntas que valem uma vida plena.

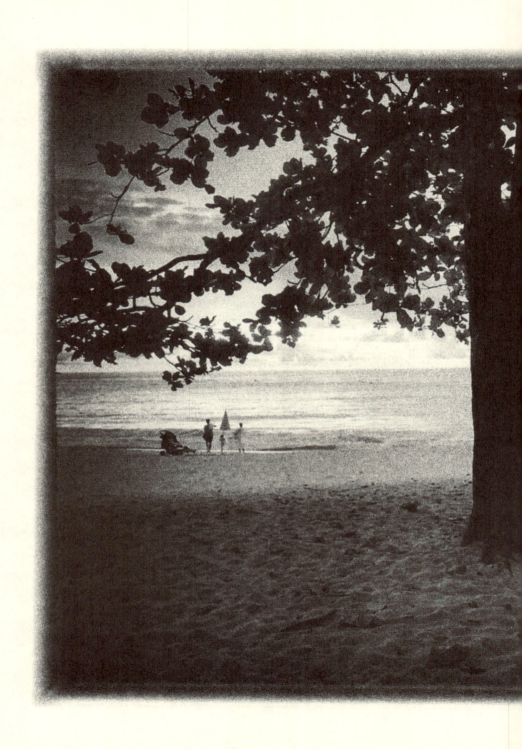

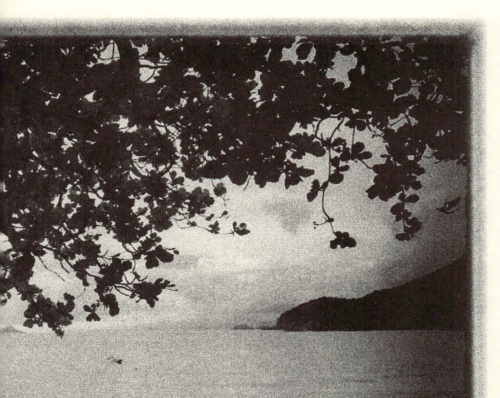

Um mundo sem fronteiras

A mente e corpo são uma coisa só, conectados de maneira ampla e intensa. Hoje sabemos que não há saúde física sem haver saúde emocional. Do que estamos falando quando dizemos isso?

Na transição para os anos 2000, o biológico e o psicossocial eram frequentemente pensados como entidades distintas. Não havia consenso sobre a natureza dos transtornos mentais e muito menos sobre como as pessoas adoeciam mentalmente. De um lado, os modelos genéticos eram ainda muito vagos e a neurobiologia engatinhava. Do outro, havia os modelos que consideravam o sofrimento mental um fenômeno essencialmente ligado ao estresse causado pelos "problemas da vida" ou às dificuldades de "ajustamento social" decorrentes destes fatores – o abuso na infância, a violência, o preconceito, a vida atribulada e tumultuada dos grandes centros urbanos etc. Tais concepções fragmentadas e cindidas, além de tornarem as abordagens muito técnicas, provocavam disputas e animosidades entre os profissionais da saúde mental. Faltava um elo capaz de unir essas duas "verdades incompletas".

Um modelo integrativo surgiu a partir da ideia de levar em consideração o paciente, suas idiossincrasias biológicas e psicológicas e o contexto social em que ele vive. A partir daí foi possível a criação de um sistema de cuidados em saúde mental para lidar com os efeitos disruptivos da doença de uma maneira mais maleável e capaz de se adaptar às reais necessidades desses indivíduos. Os limites entre saúde e doença, bem-estar e mal-estar, estão longe de serem elucidados – pois são estabelecidos e disseminados por considerações culturais, sociais e psicológicas. Dessa forma, essa proposta integrativa real e fiada por uma aproximação efetiva entre a Neurobiologia, a Psicologia e a Sociologia permitiu que realmente se criasse um sistema de tratamento mais adequado.

Mesmo considerando o biológico e o psicossocial componentes de um único sistema, as fronteiras entre ambos permaneceram estanques. Mas isso está mudando: as conquistas tecnológicas e epidemiológicas na transição para esse milênio trouxeram avanços nunca antes imaginados para esse campo. Fronteiras entre o "bio", o "psico" e o "social" se tornaram mais porosas. Sabemos hoje que:

1. A estrutura do cérebro é dinâmica e possui plasticidade. O cérebro depende de estimulação sensorial (ambiente) para se desenvolver. A estimulação pelos pais, irmãos, amigos e grupos de convívio é essencial para que o cérebro cresça e seja moldado pelo ambiente cultural que o cerca de forma adequada. Vínculos sociais e de apego possuem uma base neurobiológica anatomicamente bem definida.

2. A mente é resultante da ação dos neurônios e de suas incontáveis conexões. A atividade mental, por sua vez, apesar de ter natureza aparentemente subjetiva e abstrata, é capaz de modificar a estrutura e os padrões de conexão dos neurônios. Sabe-se hoje, por exemplo, que a psicoterapia, as atividades ocupacionais e espirituais são capazes de alterar a conformação de receptores e a neurotransmissão relacionadas, por exemplo, a transtornos mentais como a depressão e a ansiedade.

3. Medicamentos e drogas psicoativas têm efeito psicológico secundário, ou seja, alteram o funcionamento mental e os estados da mente. De modo geral, é possível imaginar os medicamentos psiquiátricos como "uma borrifada

de água na argila", ou seja, são capazes de aumentar a plasticidade neuronal para que o trabalho psicossocial possa acontecer de maneira mais efetiva.

4. O social promove alterações psicológicas e biológicas perenes, como é o caso dos processos inflamatórios cerebrais desencadeados pelo estresse ambiental duradouro, que acabam comprometendo a plasticidade cerebral e, consequentemente, sua capacidade adaptativa.

Apesar de a arquitetura geral do cérebro ser geneticamente determinada, não há informação genética suficiente para detalhar como será o arranjo específico de tais interconexões. A forma final do cérebro e seus padrões de conexão serão esculpidos pela experiência psicossocial, proveniente da cultura do ambiente que o cerca. O sistema nervoso é dotado de neuroplasticidade, ou seja, o cérebro pode ser moldado e até mesmo modificado, tanto por experiências negativas – como o estresse prolongado ou as experiências traumáticas –, quanto por vivências de natureza positiva – como as ações afirmativas comunitárias, a psicoterapia, o envolvimento com atividades artísticas e esportivas, além de muitas outras.

No século XXI, biopsicossocial deixou de ser um mero jargão do politicamente correto ou uma questão de ordem dos movimentos contrários ao modelo biomédico para se converter em um compromisso real – e sincero – de cuidado interdisciplinar. Essa visão ampliada contribuiu em muito para que organizações que fazem mapeamento da saúde mundial, como a Organização Mundial de Saúde (OMS), se dessem conta de que, embora doenças transmissíveis como a malária, o HIV, a tuberculose, os Sars e a covid-19 sejam importantes fatores de adoecimento, as condições ligadas às chamadas doenças crônicas não transmissíveis devem ocupar um papel de maior destaque. As principais doenças não transmissíveis são o diabetes, as doenças cardiovasculares (ataque cardíaco, derrame), o câncer, os problemas respiratórios crônicos (como a asma) e, com destaque, os distúrbios mentais (depressão, ansiedade, trauma emocional, além de problemas com álcool e drogas).

Essas doenças se relacionam entre si (por exemplo: o indivíduo que tem diabetes frequentemente tem também problemas de coração e ansiedade). Isso acontece porque os fatores de risco para essas doenças são parecidos. Por exemplo, o senhor José tem risco para desenvolver depressão e problemas cardíacos porque seu pai também teve os mesmos problemas (fatores de risco biológicos, genéticos). Mas essas doenças se manifestam também por causa do seu estilo de vida: ele está muitos quilos acima do seu peso ideal há anos, possui um conceito errático de alimentação saudável, é permissivo ao uso indiscriminado de bacon, linguiça e refrigerantes, e leva uma vida sedentária. Por fim, sempre consumiu cerveja e cachaça, aumentado as doses com os anos, especialmente para lidar com situações cada vez mais estressantes – desemprego, discussão com a esposa, um clima beligerante com os filhos.

Isso deixa cada vez mais claro que transtornos mentais como a depressão, a ansiedade e o transtorno de estresse pós-traumático são resultado da interação de múltiplos mecanismos. Entre esses, encontram-se as reações inflamatórias e autoimunes. Ambas são uma espécie de resposta emocional, desencadeada por determinados tipos de neurônios – encarregados da defesa do sistema nervoso –, geralmente quando o cérebro se vê envolvido por situações altamente estressantes e se sente incapaz de se desvencilhar delas. Por exemplo, alguém muito endividado, na iminência de ser despejado de sua casa, deixando à mercê toda a sua família; a criança que chega em casa todos os dias com medo de sofrer violência por parte de algum de seus genitores; adolescentes que sofrem *bullying* na escola.

As reações inflamatórias e autoimunes em decorrência de situações de estresse ambiental aparentemente intransponíveis tornam o cérebro menos "flexível", ou seja, menos capaz de se adaptar e responder aos desafios da vida com criatividade. Nessas condições, ao contrário do desejado, ele tende a reagir de maneira impulsiva e reativa, sem uma necessária "reflexão". É como se a pessoa se sentisse presa a um padrão de comportamento, a uma única maneira de reagir. Muitas vezes, ela tem a noção de que há maneiras mais inteligentes e assertivas de lidar com determinadas situações, mas continua agindo do mesmo jeito.

Falta-lhe, assim, não apenas energia, mas igualmente a capacidade criativa para desenvolver novos repertórios. Tudo isso acontece porque, na presença de substâncias de natureza inflamatória, os circuitos neuronais diminuiem a capacidade de criar novas conexões ou de modificar a quantidade e a morfologia de seus receptores – ou seja, perdem plasticidade.

Assim, ficamos mais propensos a desenvolver problemas emocionais não apenas quando as demandas e as dificuldades ambientais se intensificam, mas igualmente quando nosso sistema de proteção e defesa se mostra menos capaz ou menos amparado para lidar com as adversidades da vida. Muitas vezes, esses "problemas emocionais" crônicos podem se cristalizar em transtornos mentais, que necessitarão de tratamento médico e psicológico específicos.

Desse modo, as explicações eminentemente biológicas passaram a contar com soluções de natureza psicossociais, ao passo que o psicossocial passou a ser visto como uma entidade de carne e osso. Resumo da ópera: nossa mente e nosso corpo interagem mutuamente – não dá para pensar em um sem considerar o outro. São um mundo sem fronteiras. Os desdobramentos práticos dessa nova mentalidade serão vistos nos capítulos a seguir.

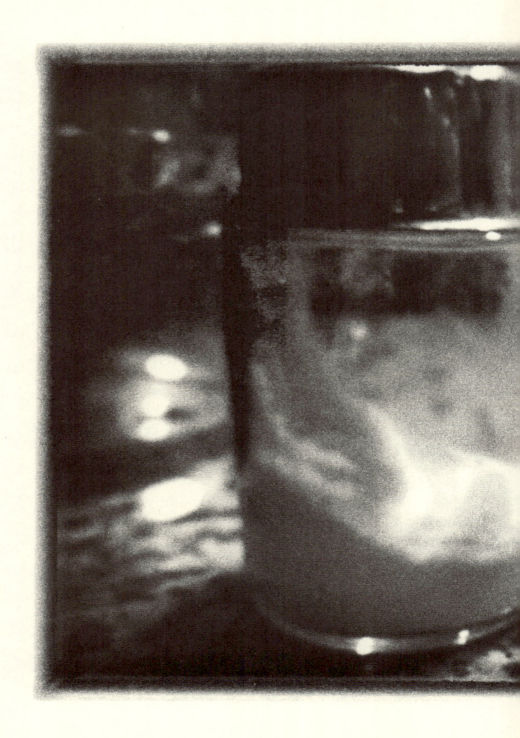

Os caminhos da saúde emocional

A boa notícia é que cuidar bem do físico ajuda o emocional. E vice-versa. Afinal, os principais fatores de adoecimento físico também afetam o bem-estar emocional – entre eles estão a alimentação desregrada, o sedentarismo, o tabagismo e o uso excessivo de bebidas alcoólicas. Além dessas questões de estilo de vida, as características do temperamento dos seres humanos, a maneira de encarar a vida e nossas conexões sociais podem contribuir para o surgimento/intensificação ou melhora/amenização de sofrimentos mentais. Vamos ver de perto alguns desses fatores.

TABAGISMO

Esse é simples: não fume cigarros. Se já fuma, esforce-se para diminuir até parar de vez. Não há quantidade segura de consumo de cigarro no que diz respeito à saúde, ou seja: tabaco é ruim em toda e qualquer ocasião. Os documentos internos da indústria de tabaco, que vieram à público nos anos 1990, mostram com clareza absoluta que os próprios cientistas e executivos das indústrias de tabaco sabiam disso. O tabaco faz mal para a pessoa que fuma, para os indivíduos que estão perto do fumante ("fumantes passivos") e para a sociedade como um todo, que arca com a maioria dos custos de tratamento para as mais de 50 doenças causadas pelo seu consumo.

O uso do cigarro pelos pais se converte em modelo (danoso) de comportamento para os filhos, seja como um símbolo de independência e comportamento adulto, seja como um modelo (ruim) de como lidar com estresse ambiental ou dificuldades de ordem pessoal (ansiedade). Assim, se Joana fuma, vai ser difícil conseguir convencer seus filhos adolescentes a não seguirem seus passos. E não acredite na balela de que cigarro eletrônico é seguro e isento de riscos – ele provoca dependência de nicotina e possui riscos peculiares ao seu modo de consumo, tais como as pneumopatias inflamatórias relacionadas aos diluentes da nicotina (propilenoglicol ou glicerol diluído em água).

Quando pensamos especificamente no bem-estar individual, observa-se com frequência que as pessoas que sofrem de ansiedade e fumam dizem que o cigarro as ajuda a lidar com os sintomas de estresse que apresentam. A sensação inicial pode até ser essa, mas a ciência mostra que, na verdade, por estimular o sistema nervoso central, o cigarro aumenta a ansiedade e a tensão. Em primeiro lugar, porque atua e modifica o funcionamento do sistema de recompensa (dopaminérgico); em segundo, porque sensibiliza regiões do cérebro, tornando-o menos capaz de regular os impulsos – ou seja, a sensação de **querer** se transforma paulatinamente em sensação de **precisar**. É o momento em que um hábito ganha vida própria, seja pela influência de gatilhos ambientais (fumar logo após o almoço ou quando encontramos os amigos na *happy hour*, por exemplo), seja pela mediação de fatores promotores de raiva e estresse – ou um conjunto de tudo isso.

Assim, a sensação de relaxamento observada pelo fumante tem mais a ver com o alívio da síndrome de abstinência dessa substância do que com o alívio real da ansiedade. Desse modo, é importante encontrar formas que de fato ajudem a lidar com ansiedade (correr, dançar, meditar, ler, conversar, cozinhar).

Mas falar é fácil: uma vez instaurado o hábito de fumar, é difícil parar. Pior ainda quando o início do consumo acontece de maneira precoce, na adolescência – assim, a melhor atitude é nem começar. Para os que já são dependentes, recursos farmacológicos como a terapia de substituição da nicotina e medicações para diminuir a fissura estão disponíveis e são eficazes. Também é importante procurar terapias cognitivas e, claro, evitar os gatilhos para fumar (por exemplo: muitas pessoas deixam de tomar café nos primeiros meses de abstinência, pois o cigarro frequentemente faz parte desse ritual); por fim, mas não menos importante, é preciso encontrar outras maneiras de lidar com o estresse.

USO NOCIVO DE BEBIDAS ALCOÓLICAS

Aqui as coisas ficam um pouco mais complexas. Diferentemente de fumar cigarro (sempre prejudicial), o uso de álcool tem mais nuances. Mas isso não é passe livre para o consumo. A quantidade de álcool que pode aumentar ou diminuir nosso risco de ter problemas varia com sexo, idade, estado de saúde do bebedor, causas hereditárias e fatores contextuais. Recentemente, vários estudos, inclusive um que envolveu quase todos os países do globo, concluíram não haver um limite seguro para o consumo de bebidas alcoólicas. Os alegados benefícios para a longevidade relacionados ao consumo de baixas doses de fermentados (cerveja, vinho etc.) foram suplantados pelos riscos relacionados a diversos tipos de câncer (como faringe, cavidade oral e mama), começando com níveis ínfimos de consumo. Ou seja, embora a definição de beber de forma moderada seja por volta de uma dose diária por pessoa (um copo de 300 ml de chope, uma taça de 100 ml de vinho ou um copo com 30 ml de destilado), não é realmente possível dizer quanto de álcool que se pode consumir sem afetar a saúde. Não faz diferença o tipo de bebida alcoólica, nem seu preço ou qualidade – todas aumentam a chance de causar câncer.

Desse modo, a noção por muito tempo aceita de que o uso de álcool pode ser parte de um estilo de vida saudável e que a maior parte das pessoas do mundo bebe não se constituem mais em evidência científica. Pelo contrário, além da diminuição da expectativa de vida citada há pouco, países como o Brasil têm grande parte de suas populações formada por abstêmios. Dados de 2016 divulgados Organização Mundial de Saúde (OMS) mostram que mais de 59% dos brasileiros relataram não haver ingerido qualquer bebida alcoólica no último ano (*versus* 57% dos mexicanos e 46% dos peruanos, por

Saúde emocional

exemplo). Assim, se a justificativa para beber são os benefícios que o álcool traz à saúde, é melhor achar outra. A seguir, há algumas perguntas para refletir como está a relação entre a forma como você bebe e o seu bem-estar emocional:

1. Investigue de perto o seu padrão de consumo de bebidas alcoólicas; note especialmente se há relações entre o consumo de bebidas e alterações de humor – por exemplo, se o consumo melhora a ansiedade e provoca relaxamento imediatos, para em seguida (e no médio e longo prazo) aumentar os níveis de ansiedade, depressão e irritabilidade e impulsividade.
2. Você costuma beber para lidar com situações, sentimentos ou emoções desagradáveis como tristeza, estresse, angústia, timidez, medo, para te dar mais coragem?
3. Você decide não beber em certas ocasiões, mas raramente (ou nunca) consegue de fato se controlar?
4. Percebe uma relação danosa da bebida com seu sono? Por exemplo, dorme pesado, mas acorda cansado ou passa a precisar beber para dormir ou percebe uma insônia se instalando aos poucos?

5. Não consegue se divertir em ocasiões sociais se não houver bebida?
6. Por "coincidência", todos os seus namorados/amigos bebem muito e você acaba os acompanhando – e até os ultrapassando?
7. Pessoas próximas a você vivem reclamando que você bebe demais?
8. Você, volta e meia, acaba fazendo algo ou falando algo que provavelmente não faria se não tivesse bebido?
9. Você não sabe responder à pergunta anterior porque nem lembra direito o que foi que aconteceu ontem na balada/no bar/no esquenta?

Para dar um parâmetro geral, o ponto com bebidas alcoólicas passa por ser mais "gourmet" do que "gourmand". Assim, se você bebe, aproveite o consumo ocasional, com qualidade, de um cálice de vinho, uma cervejinha, uma sangria ou caipirinha para acompanhar uma gostosa refeição com amigos ou família porque isso traz alegria – e não saúde –, sempre partindo do pressuposto de que você não vai dirigir depois, é claro.

Saúde emocional

ATIVIDADE FÍSICA E REGIME DE SONO

Há alguns anos, Gabriela reclamava que seu marido, chegando à meia idade, frequentemente era acometido de gripes e se sentia indisposto. Esses episódios duravam ao menos uma semana durante os quais ele ficava mal-humorado, sem energia e, consequentemente, imprestável para ajudá-la com os filhos pequenos. No Dia dos Pais, ele pediu de presente uma televisão com tela plana. Ganhou, porém, uma matrícula de um ano em uma academia de ginástica. A indireta funcionou: seu marido logo incorporou atividade física à rotina, aumentando em muito seu pique físico e mental. Essa é a boa notícia: uma das maneiras de contribuir para uma boa saúde mental é através de exercício físico. Vamos conversar sobre isso?

Nesses dias polarizados, existem poucas unanimidades. O fato de que se mexer faz bem é uma delas. São tantos os benefícios (incluindo potencialmente retardar a morte) que é até difícil enumerar todos, mas uma lista parcial incluiria: redução da ocorrência ou melhora nos sintomas de condições como diabetes, doenças do coração, câncer, osteoporose. Exercícios físicos aumentam o nível geral de energia, nos ajudam a parar de fumar e de beber, reduzem o risco de quedas em idosos, a disfunção erétil e a constipação. Com tudo isso, não chega a ser uma surpresa que exercitar-se traz vários benefícios emocionais.

Parte desses benefícios têm a ver com a relação de mão dupla que a atividade física tem com o sono: um influencia o outro em um "círculo virtuoso" – o exercício físico melhora a qualidade do sono e a qualidade do sono melhora a disponibilidade para fazer ginástica. Aliás, vale uma pausa aqui para ressaltar de maneira bem clara que a boa qualidade e quantidade de sono são absolutamente essenciais para a saúde. Apenas para se ter uma ideia, alguns dos inúmeros processos que ocorrem durante o sono incluem consolidação da memória, liberação de metabólitos cerebrais neuroprotetores e relacionados à renovação da capacidade cognitiva e restauração de sistemas nervoso, imunológico, esquelético e muscular. Mesmo entre idosos, que frequentemente sofrem de insônia crônica, os exercícios rotineiros moderados (três vezes por semana) mostram melhoras significativas no sono.

Ah, legal, mas eu não gosto de fazer ginástica! A variedade de opções é quase infindável! Zumba, dança, capoeira, esportes organizados tipo futebol, vôlei, handebol, ioga, corrida ou caminhada rápida. Mais opções incluem musculação, bicicleta, natação e outras atividades aquáticas. Se deixarmos o carro na garagem podemos passear com o cachorro, ir ao supermercado, ao banco e ao cabeleireiro caminhando. Além disso, serve limpar a casa vigorosamente, subir escadas, brincar com os filhos pequenos, cuidar do jardim (seu ou comunitário).

Um dos efeitos mais claros do exercício sobre o bem-estar emocional tem a ver com redução do estresse. Há explicações hormonais para isso, tais como redução do cortisol, aumento da serotonina. A curto prazo, um exercício intenso está associado à liberação de endorfinas, relacionadas à sensação imediata de prazer e relaxamento. Os benefícios emocionàis da prática esportiva perene são, no entanto, muito maiores do que essa sensação eventual. O exercício físico contínuo melhora nossa autoconfiança e a autoestima; ficamos mais fortes, mais resilientes, nos sentimos mais capazes tanto em relação aos problemas físicos como aos emocionais. É como se nosso cérebro fosse se organizando porque algumas das substâncias produzidas quando nos exercitamos resultam em um aumento da atenção e concentração e, consequentemente, um pensamento mais claro.

ALIMENTAÇÃO SAUDÁVEL

A conexão entre a dieta e as emoções decorre da relação próxima entre nosso cérebro e o sistema digestivo – alguns pesquisadores chegam a chamá-lo de segundo cérebro. Eis como funciona o processo: o sistema digestivo abriga bilhões de bactérias que influenciam a produção de neurotransmissores, substâncias químicas (como a dopamina e a serotonina) que constantemente transmitem mensagens do intestino para o cérebro. Ao comer alimentos saudáveis há uma promoção do crescimento das bactérias boas, que por sua vez afetam positivamente a produção de neurotransmissores. Por outro lado, uma dieta constituída por *junk food* e porcarias análogas pode desencadear processos inflamatórios que resultam no efeito contrário: menos neurotransmissores. Por que isso é importante? Quando a produção de neurotransmissores está funcionando bem, o cérebro recebe as mensagens positivas em voz alta e clara (fica equilibrado); e isso se reflete nas emoções de forma nítida. Mas quando a fábrica está emperrada ou inundada por alimentos inadequados, seu humor pode ser afetado negativamente.

Não é difícil perceber que as emoções e a barriga estão conectadas. Frequentemente é nessa área do corpo que sentimos uma pontada quando ficamos ansiosos, sentimos medo ou raiva (a famosa sensação de "borboleta no estômago"). A gastrite, as dores de barriga, o enjoo e a intolerância a certos

Saúde emocional

alimentos são presença constante em períodos de estresse e angústia. A tristeza e a depressão causam falta de vontade de comer e outras desregulações no sistema digestivo. E atire a primeira pedra quem não fica de mau humor quando sente fome!

Além de ser uma área que podemos modificar com certa facilidade, uma das esferas em que o Brasil é referência no mundo é na questão do estudo sobre alimentação saudável. Um grupo coordenado por pesquisadores da USP e apoiado pelo Ministério da Saúde desenvolveu o *Guia Alimentar para a População Brasileira*, publicação que traz os principais parâmetros, em termos simples, de como manter uma alimentação adequada e que faz bem para a gente. Convidamos os leitores a acessar o Guia, que está acessível gratuitamente pela internet e com o qual é possível aprender muito. Apenas para dar um gostinho, alguns dos principais pontos incluem:

1. Prefira alimentos *in natura* ou minimamente processados (verduras, frutas e, se não forem vegetarianos, peixe, frango ou carne; além de arroz, feijão).

2. Tempere para dar sabor, mas não exagere na quantidade de sal, açúcar e óleo/azeite na preparação da comida.
3. Evite ao máximo produtos ultraprocessados (se você nunca mais beber refrigerante, comer biscoitos recheados, salgadinhos de pacote, macarrão instantâneo, não estará perdendo nada, pelo contrário).

Por fim, uma recomendação dos autores: aprenda a cozinhar! É fácil e é um excelente hábito, além de ser muito terapêutico (nos sentimos competentes, criativos, úteis). Se tem algo de positivo que podemos tirar da pandemia é o costume de cozinhar – vocês repararam que muita gente que antes da pandemia nem sabia onde estavam as próprias panelas descobriu o encanto de encarar o fogão? Não precisa virar um *chef* profissional, mas pense em alguns pratos que você goste muito e aprenda a fazê-los. Se tiver um espacinho em casa, invista um pouco também em cultivar alguns alimentos básicos para cozinhar (quem sabe umas ervas para temperar?). Esses hábitos simples podem revolucionar sua vida e melhorar seu humor. Grandes mudanças começam pela adoção de pequenas atitudes.

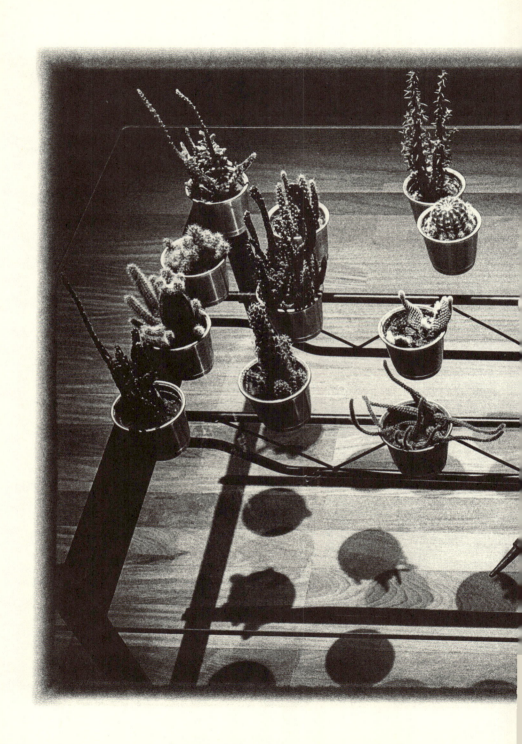

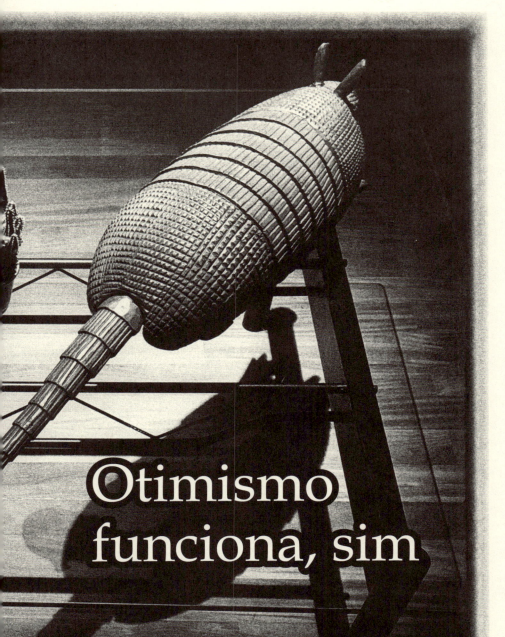

Otimismo funciona, sim

Há muitas e muitas gerações, vigora no mundo ocidental uma espécie de consenso de que ideias e atitudes que privilegiam o lado positivo e afetivo da vida são coisa de gente ingênua, "bobinha", que desconhece a malícia e a maldade do mundo. Coisa de Pollyana, bem dizendo. Essa personagem – protagonista de um *best-seller* que se tornou leitura obrigatória para as meninas que nasceram na segunda metade do século XX – tinha atitudes extraordinariamente otimistas e contagiantes, capazes de tocar a todos, inclusive os doentes, os mal-humorados crônicos, os deprimidos. Sua maneira de ser e ver o mundo era tão cor-de-rosa, que seu nome virou sinônimo daqueles que encaram seus problemas irrealisticamente ("Não estou sendo Pollyana, mas acho que tal coisa pode até dar certo."; "O Caio é meio Pollyana, não dá para acreditar que as coisas vão acontecer assim."). Esse jeito pollyana-de-ser seria coisa de alienados, seguidores de guias superficiais de autoajuda.

Só que não... ou não exatamente. Eis que especialistas de várias áreas começaram a estudar vantagens de se manter ou desenvolver disposições positivas sobre nosso futuro – embora mais ligadas à realidade.

Neste e no próximo capítulo vamos abordar características do temperamento que podem ser favoráveis à saúde emocional de maneira geral e, particularmente, em situações de instabilidade. Vamos tratar do otimismo, da flexibilidade emocional e da mentalidade de crescimento, e como esses traços de caráter influenciam nossa capacidade de resiliência. Embora em parte essas características de temperamento dependam de predisposição biológica ou sejam adquiridas bem cedo na vida, a boa notícia é que podem também ser treinadas e desenvolvidas quando ficamos mais velhos – ou seja, podem ser modificáveis.

O OTIMISMO OU A ALEGORIA
DA POLLYANA REALISTA

Alan Rozanski é médico cardiologista no hospital Mount Sinai em Nova York. Especialista em cardiologia preventiva, seu trabalho é orientar pacientes a prevenir infortúnios, como os ataques cardíacos. Com esse intuito, ele enfatiza em suas consultas a importância de atividades como a realização de exercícios físicos e alimentação saudável. Mas seus conselhos não param aí. Rozanski não apenas sugere que seus pacientes comam bem e façam ginástica para manterem seus corações em forma, mas também os incentiva a *pensarem bem*. Pensar bem é o equivalente a encarar a vida com bons olhos, ou seja, com otimismo. Rozanki, ao lado de um número crescente de médicos de todo o planeta, acredita que pessoas otimistas tendem a ser mais saudáveis do que as pessimistas. Os otimistas, ou seja, indivíduos que acreditam que o futuro há de ser positivo, que têm expectativa que boas coisas vão ocorrer, vivem mais, sentem menos dor (ou lidam melhor com dores crônicas), têm muito menos chance de sofrer um ataque cardíaco ou derrames, e sofrem menos de demência. Não surpreendentemente, essa característica também está relacionada a uma vida emocional mais estável – menos depressão, ansiedade, angústia.

O otimismo como instrumento eficaz para lidar com situações extremas foi descrito poeticamente pelo jornalista, poeta e escritor russo Varlam Chalámov (1907-1982). Dissidente político do regime stalinista, foi enviado para o campo de trabalhos forçados de Kolimá, no extremo nordeste da Sibéria, em 1937. O lugar era conhecido como "a morte branca" – um terço dos que eram enviados para lá como prisioneiros morriam todos os anos. De acordo com Paulo César Carvalho, no artigo "Kolimá – 60 graus: o inferno de Chalámov", "esses homens sem nome, uniformizados, chegavam lá para deixar de existir. Para esquecer que um dia foram homens: que tinham pais e filhos; que eram tios e primos; que amavam e eram amados. Para não lembrar que foram médicos, linguistas, engenheiros, professores, operários, camponeses, escritores: para esquecer que ainda eram homens de carne e osso e ainda tinham alma".

Estima-se que cerca de um milhão de prisioneiros (1932-1950) tenham sucumbido aos maus-tratos humilhantes e ao frio lancinante de Kolimá, que podia chegar a - 60°C.

Chalámov permaneceu em Kolimá à mercê da fome, da humilhação física e psíquica e da desesperança, extraindo carvão e ouro para movimentar o mesmo regime que o arrancara de sua vida de intelectual cosmopolita, de marido e de pai de uma menina de menos de 2 anos. Ainda assim, reuniu forças para resistir aos primeiros dez anos de trabalhos forçados. Mesmo considerado debilitado – à beira da morte e tomado pela febre tifoide –, superou sua condição de enfermo, estudou, se tornou paramédico e passou a auxiliar o médico que o salvara (1946). Após a morte do ditador soviético, em 1953, mais de 15 anos após a chegada de Chalámov à Kolimá, ele foi autorizado a deixar o campo de trabalho. A partir da sua libertação, reconstruiu sua vida familiar, publicou os seus contos sobre Kolimá e trabalhou como escritor – premiado e reconhecido por sua obra em vida – até sua morte, em 1982. Chalámov figura entre os grandes escritores russos do século passado.

Em um de seus contos, "A ressureição do lariço", publicado em *Contos de Kolimá* – tomando como metáfora o pinheiro das estepes russas, cujas folhas em formato de agulhas caem durante o inverno glacial para renascerem perfumadamente no verão –, o escritor deixa claro que o otimismo é, acima tudo, uma força motriz do psiquismo humano, cuja função primordial é manter o ser humano vivo e esperançoso, não importando o tamanho da adversidade: "Somos supersticiosos. Exigimos milagres. Inventamos símbolos e vivemos por meio deles. No Extremo Norte, um homem busca uma saída para a parte não destruída de sua sensibilidade, para a parte não envenenada pelas décadas vividas em Kolimá. Um homem enviou uma encomenda pelo correio aéreo: não eram livros, nem fotografias, nem poemas, mas um ramo de lariço, um ramo morto da natureza viva. Este estranho presente [...], um ramo marrom-claro, ossudo, áspero, amassado, maltratado pelo vagão do correio, seco, resfriado pelo vento do avião, é colocado na água. É colocado numa lata de conservas cheia da água insalubre, clorada e desinfetada dos canos de Moscou, uma água que sozinha pode ressecar qualquer coisa viva [...]. O ramo de lariço é posto na água fria, só um pouquinho aquecida [...]. Acatando a vontade dos [seres humanos], o ramo reúne todas as suas forças, físicas e espirituais, pois não pode renascer apenas de suas forças físicas: o calor, a água clorada, a lata de conservas indiferente. Passam-se três dias e três noites, e um cheiro estranho faz a dona da casa despertar, um cheiro estranho de terebintina [resina dos pinheiros], suave, refinado, novo. Na pele áspera da madeira, abriram-se para o mundo as agulhas frescas, novas, jovens, de um verde brilhante. O lariço está vivo, o lariço é eterno [...]. Este odor delicado, este verde ofuscante são importantes princípios de vida. São princípios frágeis, mas vivos, foram ressuscitados por uma espécie de força espiritual, encerrados no lariço e revelados ao mundo".

Meio século após os relatos de Kolimá, a neurociência vem documentando e evidenciando cada vez mais que o estresse crônico – ainda que em níveis de intensidade do cotidiano – promove um banho de cortisol sobre as estruturas corticais mais nobres do cérebro, comprometendo conexões e atrofiando camadas neuronais, literalmente, por meio de reações inflamatórias, algumas vezes de forma irreversível. Nesse contexto, os estudos mostram que posturas otimistas não apenas protegem o cérebro contra a ação corrosiva do estresse ambiental, como também disponibilizam mais energia psíquica para a superação da adversidade. Assim como acreditava Chalámov, o otimismo nos habita e está geneticamente instituído dentro de nós. Tudo é uma questão de saber evocá-lo e cultivá-lo.

O otimismo realista e pragmático, porém, é radicalmente diferente do otimismo-pollyânico, utópico e imaginário. É diferente também da chamada "toxicidade positiva", em que se propaga a expectativa de que devemos nos sentir felizes o tempo todo e em todas as situações. Por ser excessivo, tal fenômeno acaba encobrindo e invalidando sentimentos considerados negativos (ciúmes, inveja, raiva, ressentimento, egoísmo), o que só os faz desaparecer na superfície e temporariamente. Ao contrário, é esperado que tenhamos esses sentimentos quando lidamos com injustiças (pessoais e sociais), violência, desemprego, doença, rejeição, morte. Frequentemente, otimismo e pessimismo coexistem em nossas vidas dependendo das circunstâncias (podemos ter uma visão otimista da vida, mas estarmos pessimistas em relação ao futuro político do Brasil, por exemplo). A questão certamente não é "sufocar" os sentimentos menos nobres, mas manter à vista, sempre que possível, a possibilidade de caminhos diversos, os melhores possíveis (não os ideais) quando encaramos adversidade e sofrimento.

Pessoas otimistas-realistas concordariam, ao menos em parte, com afirmações como:

- Nos momentos de incerteza, geralmente eu espero que aconteça o melhor.
- Eu não me irrito facilmente.
- Eu sou frequentemente otimista com relação ao futuro.
- Para mim é fácil relaxar.
- De maneira geral, eu espero que me aconteçam mais coisas boas do que coisas ruins.

- Eu gosto muito da companhia de meus amigos e amigas.
- Acredito em aspectos positivos resultando de situações difíceis.

Essas mesmas pessoas otimistas-realistas discordariam, então, de frases como:

- Se alguma coisa ruim pode acontecer comigo, vai acontecer (a famosa "lei de Murphy").
- Quase nunca espero que as coisas funcionem como eu desejaria.

Como você se saiu nessas afirmações? Uma característica central do otimismo que se relaciona com boa saúde emocional é a crença na capacidade pessoal de superar os obstáculos que aparecerão pelo caminho. Trata-se de um círculo virtuoso de pensamento e atitude: quando se acredita na possibilidade de lidar de maneira competente com o próprio futuro, os problemas tendem a ser encarados como desafios – ao invés de obstáculos intransponíveis. Além disso, há uma tendência de antecipá-los e resolvê-los melhor (somos mais proativos), antes de se tornarem complicados demais. O problema quase sempre é encarado, ao invés da adoção de estratégias de esquiva (como fingir que os problemas não existem – "estratégia avestruz"), de procrastinação ou apenas ações parcialmente resolutivas, que se frequentemente utilizadas trazem uma sensação de derrota mesmo antes de se iniciar o enfrentamento do obstáculo ou tendem a aumentá-lo no final.

Por acreditar na possibilidade de resolução dos problemas, a atitude otimista-realista nos torna mais persistentes e menos desesperados durante o processo de resolução dos obstáculos. Dessa forma, a probabilidade de resolução eficaz dos problemas aumenta, influenciando ainda mais o jeito otimista de ser.

Claro que o pensamento positivo dos otimistas não possui propriedades mágicas ou divinas, tampouco faz levantar nuvens carregadas ou aplaca mares revoltos. Sua influência benfazeja reside no fato de que as boas expectativas – mesmo na vigência do sofrimento e da adversidade – traz o alento necessário para nos sentirmos mais capazes de enfrentar as dificuldades, provê disposição e apoio para buscarmos soluções. E por terem essa visão, serem mais bem informados sobre o que faz bem e mais proativos, os otimistas também tendem a ter uma melhor dieta, se exercitar mais, ter mais amigos, fumar menos – o que os torna mais saudáveis.

Convencidos de que ser otimista é bom para nossa mente, segue a pergunta de valor inestimável: Como seria possível transformar pessimistas em otimistas?

A maioria das pessoas tende a estar em algum lugar intermediário entre o superotimista e o mega-pessimista. Raramente em apenas um desses pontos ou outro. Mais especificamente, como um mosaico, há áreas da mente que funcionam em uma perspectiva mais positiva, dotada de mais habilidades para lidar com os problemas, e outras que são os seus "calcanhares de Aquiles", com menos recursos psíquicos, necessitando de mais intenção e esforço energético para pensar positivamente.

De maneira geral, seguem algumas atitudes relacionadas ao desenvolvimento de maneiras mais positivas de pensar, sentir e agir – um sistema que pode ser pensado como um processo para mudar nossa "programação" interna:

1. *Observar e identificar pensamentos negativos constantes*: "Ah, estou pensando que nunca vou conseguir algo, que aquela habilidade sempre estará além da minha capacidade de superação, que nunca mais vou poder ver as pessoas que amo por causa da pandemia!". Apenas reconhecer esses pensamentos frequentes – às vezes chamados de

"automáticos" porque parecem surgir espontaneamente, sem grandes estímulos – já nos proporciona algum controle, algum nível de escolha sobre o que fazer com eles.

2. *Questionar ou desconfiar dos pensamentos pessimistas*: "Mais um relacionamento que não foi para frente, mas será que nenhum pode ir?", "O jeito ríspido do meu chefe pode ter ocorrido porque ele está com problemas pessoais e não em razão da minha incompetência?", "A situação atual está ruim, mas talvez existam possibilidades de melhora". Quando as situações são lidas de outras formas, ampliam-se as possibilidades de interpretação.

3. *Reproduzir pensamentos e atitudes que funcionam*: Assim como comentamos anteriormente, o psiquismo é uma mescla de áreas com diferentes estágios de habilidades para a resolução de problemas pessoais e sociais. Com um misto de auto-observação e criatividade, frequentemente é possível generalizar as habilidades assertivas e efetivas para as áreas de funcionamento frágil: "Consigo ser assertiva nas interações com meus amigos, mas travo quando me aproximo da pessoa que quero convidar para sair ou namorar. O que funciona na comunicação com meus

amigos que poderia usar para poder ser clara e objetiva nessa hora?".

4. *Acreditar e conseguir ver mudanças*: As pessoas certamente podem mudar e conseguir sucesso onde antes tinham dificuldade – as vivências pessoais, a experiência clínica, as artes e a literatura científica mostram isso. Mas a crença individual sobre a possibilidade da mudança é central: crer no seu potencial e no dos outros para a mudança é um excelente ponto de partida. Expectativas negativas podem nos ludibriar facilmente. Nesse contexto, os resultados positivos relacionados à mudança tendem a ser subestimados, ao passo que as falhas e as derrotas desse mesmo processo, valorizadas em demasia. O pessimismo, assim, acaba cultivado e enraizado pela mesma energia psíquica que poderia transformá-lo positivamente.

Conhece a história da "profecia autorrealizadora"? Antônio se considerava incapaz de falar em público, por isso não se espantou quando gaguejou, ficou vermelho e esqueceu as palavras ao fazer uma apresentação no trabalho. O que ele não considerou é que por ter certeza de que teria insucesso,

Saúde emocional

não se preparou adequadamente, não treinou a apresentação e nem pediu a colegas, que poderiam ajudá-lo, para dar sua opinião e fortalecer a performance antes de ela ocorrer. Por acreditar que seria um fracasso como palestrante (profecia), ele achou desnecessário despender tempo e energia na elaboração de uma apresentação mais eficiente (autorrealização). Dessa forma, da mesma maneira que muitos se tornam *experts* em trazer à tona fragilidades, é preciso desenvolver habilidades refinadas para identificar e desenvolver as situações relacionadas ao aprimoramento e ao amadurecimento individual – mesmo que inicialmente elas sejam minúsculas.

5. *Aceitar que problemas fazem parte da vida*: Uma das funções primordiais do sistema nervoso central é lidar com as situações que desafiam a adaptação dos seres humanos no planeta. Problemas durante o curso da vida são a regra, não a exceção, e é através da resolução assertiva e ética desses que nos tornamos seres

humanos melhores, mais autônomos e socialmente integrados. O poeta curitibano Paulo Leminski abordou com reconfortante ironia a natureza autônoma dos problemas, bem longe do desejo mágico-exterminador das pessoas de querer eliminá-los da face da Terra. Eles estão aí para serem enfrentados, nunca negados. E é com esse poema, prenhe que alegorias afeitas à reflexão bem-humorada, que encerramos esse capítulo:

> Bem no fundo
> no fundo, no fundo,
> bem lá no fundo,
> a gente gostaria
> de ver nossos problemas
> resolvidos por decreto
> [...]
> mas problemas não se resolvem,
> problemas têm família grande,
> e aos domingos saem todos passear
> o problema, sua senhora
> e outros pequenos probleminhas.

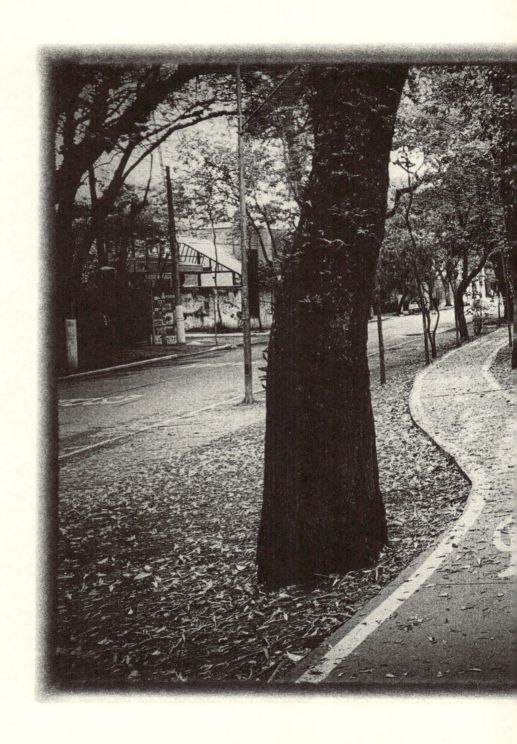

Como cultivar a resiliência

O pai de Sandra foi um jornalista reconhecido durante muitos anos. Intelectual brilhante, sarcástico e interessante; escrevia sobre assuntos controversos e provocava admiração tanto entre seus pares quanto em casa, onde sua mulher e as três filhas o idolatravam. Aos poucos, no entanto, foi aumentando seu consumo de bebidas alcoólicas, as quais sempre utilizou para lidar com seu humor deprimido, que só foi diagnosticado quando seu alcoolismo já estava profundamente instalado. A partir da adolescência de Sandra, pouca coisa restava daquele homem forte e inteligente. Até o pai parar de beber, poucos anos antes de ele morrer, Sandra viveu em um lar caracterizado pela instabilidade, onde sua mãe, cada vez mais fragilizada emocionalmente, nunca conseguiu fazer frente à agressividade crescente do marido. Sandra passou, então, a ocupar o lugar de "chefe" da casa e tomava as principais decisões. Anos depois, casada e profissional dedicada, nunca bebeu. Soube procurar ajuda especializada rapidamente quando desenvolveu depressão pós-parto após o nascimento do filho único. A convivência com o alcoolismo do pai lhe deixou marcas, mas não a destruiu.

Resiliência, um daqueles termos bastante utilizados e raramente definidos, diz respeito à capacidade que permite que as pessoas se adaptem em condições adversas e se recuperem emocionalmente delas. Estamos falando de um processo em que o indivíduo não só se recobra, mas frequentemente se desenvolve e cresce com a vivência. Muitas vezes, essas experiências – doenças físicas, problemas de saúde mental na família, perda de emprego, pobreza, racismo, violência, calamidades naturais, pandemias, além de outras – são imprevisíveis e fora de controle, e ensinam a dolorosa lição acerca das idiossincrasias e da imprevisibilidade da vida. No entanto, ao invés de desistir ou ficar paralisada, a pessoa resiliente reúne as informações e as variáveis que possui e modifica sua maneira de pensar e lidar com a realidade de acordo com o que a situação demanda. Não deixa de ser algo paradoxal: para aguentar a barra, ser firme e persistente, é preciso elasticidade e maleabilidade!

FLEXIBILIDADE EMOCIONAL

O grande sonho de dona Luiza era morar em Israel. De família judia, deixou a extremamente antissemita Lituânia nos anos 1920, ainda menina, e foi morar no sul do Brasil, em uma colônia agrícola, sem falar nenhuma palavra de português. Casou-se cedo com Abrão e teve quatro filhos. Adorava o Brasil por tê-la recebido tão bem, por sua natureza exuberante, pela amabilidade das pessoas. Fincou raízes profundas no país. Foi uma mestra nos relacionamentos: suas três noras se achavam suas favoritas, assim como seus onze netos e as dez sobrinhas (embora todos saibamos que Ilana era a predileta!). Especialista em recomeços, em uma geração em que as mulheres de meia idade não trocavam nem de bairro, Luiza mudou-se para Israel após se tornar viúva aos 55 anos – sem falar quase nada de hebraico. Quando um dos filhos

Saúde emocional

foi visitá-la, após apenas um ano de sua mudança, achou que a encontraria ainda em processo de adaptação no novo país. Qual não foi sua surpresa quando percebeu que o telefone não parava de tocar e que dona Luiza já era extremamente popular e ocupada, tendo-se tornado parte do conselho de moradores do edifício em que vivia. Aprendeu hebraico e mais uma vez se integrou perfeitamente a uma sociedade muito diferente.

Flexibilidade psicológica/emocional é um conceito interessante e importante para nosso bem-estar. Sabe aquelas pessoas que se sentem à vontade ou atraídas por novidades, que são supercuriosas com outros pontos de vista, que enxergam mudança como algo positivo (e não uma chatice ou algo a se temer)? Aquelas que estão acostumadas de fazer do limão uma limonada? E aquelas que percebem que a vida é dinâmica por definição e que a realidade é multifacetada e cheia de nuances – e tudo bem ser assim?

Esses indivíduos, em geral, são emocionalmente flexíveis, ou seja, apresentam com frequência a capacidade para considerar diferentes atitudes, pensar em vários cenários, explorar diversas possibilidades para adequar suas ações aos desafios ou mudanças que a vida traz. Isso acontece ao mesmo tempo em que toleram e assumem as próprias emoções (mesmo as desagradáveis) e se comprometem com comportamentos coerentes com seus valores mais profundos – porque flexibilidade não significa desorganização, anarquia ou desconexão de si mesmo, ao contrário! Em geral, sentimos menos medo de mudanças quando temos valores estabelecidos e uma identidade pessoal muito bem definida.

E você, tem flexibilidade emocional? As respostas que der às perguntas a seguir podem dar boas pistas.

1. É fácil para você pensar em diversas maneiras de agir, diferentes das habituais?
2. Você consegue tomar medidas para resolver problemas mesmo quando não tem certeza de qual é a melhor solução?
3. Quando você tem dificuldades para alcançar um objetivo, consegue pensar em várias soluções diferentes?
4. Você se considera uma pessoa aberta para encarar diferentes experiências e ideias?
5. Quando você tem que lidar com desentendimentos, você pensa que sempre é possível resolver – é só uma questão de tentar diferentes soluções?
6. Quando as coisas estão difíceis, mesmo quando estão muito complicadas, você consegue pensar que elas podem melhorar?

Saúde emocional

7. Você se sente à vontade com seus próprios sentimentos?
8. Como você agiu durante a pandemia? Adaptou seu negócio à nova realidade ou paralisou e ficou apenas expressando diariamente sua raiva e medo pelas redes sociais?

Ter várias estratégias à mão, procurar novas e diferentes soluções, aceitar e lidar com os próprios sentimentos: isso tudo aumenta as chances de conseguir responder de maneira favorável às necessidades da ocasião, sejam elas familiares, de trabalho ou sociais. Isso também aumenta as possibilidades de melhorar nosso bem-estar, de nos fortalecer e balancear melhor as várias áreas de nossa vida. Resumindo: a flexibilidade emocional é importante porque aumenta a capacidade de adaptação e a resiliência, por proporcionar múltiplas maneiras de ver, interpretar e lidar com as situações que mudam constantemente.

DO DESAMPARO À SUPERAÇÃO

Instabilidade e resiliência têm uma relação direta. Essa noção foi sendo aos poucos criada após a observação de como animais e humanos se comportavam ao enfrentar circunstâncias adversas, em relação às quais tinham pouco controle.

Ser resiliente significa, por definição, ter passado por dificuldades.

Veja como uma série de experimentos clássicos da Psicologia mostram caminhos para enfrentar produtivamente situações difíceis ao invés de desistir de maneira depressiva. Há muitos anos, fazendo experimentos sobre como animais lidavam com adversidade, na Universidade da Pensilvânia, Martin Seligman e sua equipe expuseram animais a choques (estímulo negativo) em relação aos quais eles não tinham o menor controle (não tinham como evitar). Em seguida, esses animais foram colocados em outro ambiente no qual eles também recebiam choques, mas conseguiam evitá-los se pulassem uma pequena cerca. Grande parte desses animais, no entanto, já havia desistido de tentar controlar o ambiente, parecendo tomar o desconforto como inevitável e ficavam sentados tomando choques sem se mover. Essa reação passiva, que lembra aspectos da depressão, foi chamada de "desamparo aprendido". Os pesquisadores inverteram, então, parte do experimento e colocaram outro grupo de animais primeiro em um ambiente em que conseguiam evitar o choque (pulando para outra parte da jaula) e só depois disso expuseram esses animais à situação em que não tinham controle sobre o estímulo negativo. O que aconteceu? Os animais desse segundo grupo, ao contrário dos primeiros, não paravam de tentar fugir dos choques, não ficavam passivos ou desamparados (embora provavelmente nervosos e irritados). Essas experiências, com algumas variações, foram testadas com outras espécies de animais e com seres humanos (no caso dos humanos, ao invés de choques, eram expostos a um barulho contínuo e alto) – os resultados foram sempre os mesmos. Os indivíduos do primeiro grupo agiam como se dissessem: "Nada do que eu faço me ajuda, então por que ficar tentando?". Já aqueles que aprenderam a evitar o estímulo negativo pareciam pensar: "Cada situação de sofrimento é diferente da outra. Já consegui evitar dor no passado, por que então não continuar tentando agora? Vou fazer o que der para evitar sofrimento que seja desnecessário".

O resumo desses experimentos mostra uma faceta dos seres humanos com a qual talvez muitos leitores se identifiquem: às vezes, quando sentimos que o tamanho do obstáculo é maior que a nossa capacidade de lidar com ele, paramos de reagir, estagnamos. No entanto, a exposição à adversidade, mesmo que profunda e duradoura, desde que manejável, nos permite construir um arsenal que podemos utilizar para ir superando não só essa situação, mas outras que apareçam no futuro. Assim, o fato de termos em nosso histórico de vida sucesso em ultrapassar obstáculos, nos torna mais confiantes de que vamos conseguir superar outros que vierem. Um dos motivos é que construímos instrumentos particulares para dar conta de uma situação difícil, como viver um dia após o outro, aprender a acessar a rede social com moderação, ser mais assertivos quando precisamos de ajuda, rezar, meditar, fazer esporte, ouvir música, aumentar a perseverança, reduzir a procrastinação etc. Como é difícil que alguém viva um número de anos sem ter que encarar mares agitados – então todos nós temos várias oportunidades de desenvolver resiliência. O truque parece ser conseguir enfrentar as adversidades. Ou melhor ainda: conseguir enxergar os desafios como superáveis.

OS VÁRIOS ASPECTOS DA REALIDADE: ESTILOS EXPLANATÓRIOS

O que faz com que uma situação seja vista como passível de resolução? O que fazer para ampliar a criatividade para encarar diferentes formas de resolver problemas? Parte da resposta para isso tem a ver com fatores ambientais, tais como a rede de apoio social que possuímos e os nossos vínculos afetivos mais íntimos. Além disso, o significado que atribuímos à vida, a maneira como nos relacionamos ou nos tornarmos parte de diferentes grupos, bem como a maneira como nos engajamos no mundo em que vivemos – por exemplo, nos dedicando a causas

Saúde emocional

sociais, ambientais, de direito dos animais – também contribuem para aumentar nossa capacidade de enfrentar as adversidades da vida de maneira assertiva. No entanto, a despeito de tudo aquilo que nos estrutura e nos traz segurança para encarar tempos instáveis, estudos psicológicos como do "experimento do desamparo aprendido" apontam que a chance de sucesso na resolução de problemas está em parte vinculada à maneira como nos posicionamos em relação a nós mesmos frente à pergunta: "por que coisas ruins (e boas) acontecem comigo?".

As respostas para essa pergunta constituem o "estilo explanatório", ou perspectivas pessoais, ou seja, a maneira de enxergar e analisar nosso mundo. Não estamos falando aqui do jeito como justificamos para nós mesmos uma derrota específica, mas como, em geral, quase sempre nos posicionamos internamente quando avaliamos os insucessos (ou sucessos). Essa forma abrangente que usamos para entender os reveses – e as vitórias – tem a ver com crenças entranhadas a respeito de nós mesmos e dos outros (na linguagem psicológica chamadas de "crenças automáticas") e influenciam a maneira como a realidade é interpretada por nós. Vamos entender, na prática, qual é a sua perspectiva pessoal.

- Você está tendo dificuldade de aprender inglês. Pensa que nunca vai conseguir se desenvolver porque jamais foi bem em idiomas? Ou você reflete que às vezes dá desânimo, mas você já viu muita gente que não sabia dizer "*the book is on the table*" melhorar, e então você também pode evoluir?

- Você está evoluindo rapidamente no aprendizado do inglês. Você pensa: "É claro que estou aprendendo fácil – inglês está por toda parte, na TV, na mídia social, no cinema – tem que ser muito limitado para ter dificuldade!" ou "Até que levo jeito para a coisa!"?

Perspectiva 1: quando as dificuldades são encaradas como inatas ou permanentes e os talentos, como temporários (frutos do acaso), há uma tendência de ver o mundo como um espaço mais hostil, inóspito, no qual há menos chance para desabrochar.

A canção "Até o fim", de Chico Buarque, diz: "Quando nasci veio um anjo safado [...]. E decretou que eu estava predestinado a ser errado assim. Já de saída minha estrada entortou [...]. Um bom futuro é o que jamais me esperou [...]. Eu bem que tenho ensaiado um progresso, virei cantor de festim. Mamãe contou que eu faço um bruto sucesso em Quixeramobim. [...] Não tem cigarro, acabou minha renda, deu praga no meu capim. Minha mulher fugiu com o dono da venda – o que será de mim?".

Perspectiva 2: a pessoa considera que suas dificuldades penetram várias áreas de sua vida, são universais, gerais. O indivíduo da canção relaciona a falta de cigarro com desilusões amorosas – como se essas coisas fossem interligadas e houvesse, literalmente, uma praga jogada sobre ele. Ao contrário, quando coisas boas lhe acontecem (virou cantor de sucesso), a interpretação é que se trata de algo específico e totalmente separado da pessoa azarada que ele realmente é.

- Você levou um fora da namorada. "Minha culpa, evidentemente. Não sou atraente, nem interessante, nem inteligente o suficiente. Como alguém vai realmente gostar de mim?". Ou seria como na letra de "Sonhos", de Peninha: "Mas não tem revolta, não. Eu só quero que você se encontre. Ter saudade até que é bom. É melhor que caminhar vazio. A esperança é um dom que eu tenho em mim"?
- Teu namorado te pede em casamento. "Só uma pessoa extraordinária e paciente como ele para gostar de mim. Vai ser uma questão de tempo para ele também me deixar." Ou seria "Legal! Vou apostar nisso e ver no que dá"?

Perspectiva 3: os fracassos acontecem por nossa culpa (razões internas, pessoais), enquanto as coisas boas são resultado da qualidade dos outros (razões externas).

Como cultivar a resiliência

É claro que ninguém está dizendo aqui que não se deve reconhecer as próprias dificuldades ou as qualidades dos outros. A questão é que quando achacar-se passa a se tornar uma forma habitual de se relacionar com a vida, os sentimentos de culpa, de falta de valor e autoconfiança tendem a nos paralisar.

Os caminhos que levam à resiliência em sua expressão mais completa e protetiva possuem diferentes trajetórias, passam por inúmeros campos da vida pessoal e comunitária e possuem curvas fechadas, vias acidentadas, subidas e descidas acentuadas. Toda essa topografia imprevisível torna indispensável reconhecer, tolerar e aprender a lidar com os percalços da vida por intermédio da aquisição do maior número possível de habilidades pessoais e sociais, cuja assimilação adequada quase sempre aumenta a autoestima, aprimora competências socais e favorece a estruturação de grupos de convívio tolerantes e com abertura para a diversidade social.

Vale ainda considerar que há mais resiliência dentro do convívio grupal do que se imagina. Pesquisas recentes apontam que ao menos dois terços dos indivíduos reagem de maneira relativamente resiliente, mesmo quando expostos a eventos altamente traumáticos, tais como guerras, imigração dentro de zonas de conflito, sobrevivência a ataques terroristas e a furacões, recuperação de lesões cerebrais ou ataques cardíacos, tal como discutiremos mais adiante.

Saúde emocional

Resumindo, então, estamos sempre interpretando instintivamente as coisas que acontecem conosco e à nossa volta. Quando nossa maneira automática-imediata de fazer isso nos leva a explicar as adversidades como situações *temporárias* (vão passar *versus* sempre serão assim), *específicas* (são particulares a uma ou outra área apenas *versus* afetam todas as áreas de nossa vida) e *externas* (não necessariamente há um causador ou a culpa não é nossa *versus* são sempre nossa culpa) tendemos a nos sentir mais fortalecidos para poder enfrentar os percalços, criativa e ativamente. Resiliência se trata de ir ampliando nosso repertório de avaliação das situações e de maneiras de lidar com os obstáculos, sabendo que é importante irmos continuadamente adaptando nossos mecanismos de enfrentamento às novas situações que vivemos. Esse percurso começa com a análise consciente da nossa maneira habitual de narrar para nós mesmos as histórias que acontecem em nossa vida – e a percepção que há outras possíveis narrativas. Ao mesmo tempo, precisamos avaliar o equipamento emocional do qual dispomos – inicialmente – para lidar com elas. A partir daí podemos decidir crescer.

MENTALIDADE DE CRESCIMENTO: UM MUNDO NOVO

A ideia de que é possível aprimorar e modificar qualidades centrais da personalidade e do funcionamento humanos é de suma importância para lidarmos com os desafios de adaptação ou de enfrentamento do ambiente que nos rodeia de maneira inescapável.

Clara foi criada em uma família amorosa, pais presentes. Aos 29 anos, quando começou a se tratar com sua quarta terapeuta, tinha desenvolvido ansiedade e transtorno de pânico que mal permitiam que fosse até a esquina. Não trabalhava nem estudava, embora quisesse, desesperadamente, ser independente e morar sozinha. Os motivos eram em parte hereditários (havia vários casos de transtornos mentais em sua família extensa) e em parte ambientais (os pais a superprotegiam, por um lado, enquanto a negligenciavam em suas verdadeiras necessidades). O que chamava mais atenção, no entanto, era sua inflexibilidade na interpretação de sua situação vigente. Considerava-se incapaz de aprender, de acordar cedo, de fazer ginástica. Ela se via como inapta, embora não tivesse nenhum problema estrutural que justificasse isso. Assim, profetizando regulamente sua crença de pessoa ineficaz, não se envolvia com nada que demandasse dela o afinco e a dedicação necessários para suplantar os primeiros minutos de adversidade ou tédio antes de desistir.

Felipe sempre teve boa coordenação, aprendeu a andar aos 10 meses de idade e desde pequeno se sentia à vontade com a prática esportiva. Aos 4 anos começou a jogar futebol, o que lhe dava prazer e alegria, e foi mudando de categoria ao longo dos anos. Brilhava no esporte, que era sua grande fonte de orgulho. Todos à sua volta o estimulavam, maravilhando-se com seus dribles, que pareciam brotar naturalmente de suas pernas e de do seu quadril. Quando chegou à adolescência, no entanto, a competição foi se tornando maior. Os jogadores que se mantinham treinando nessa idade eram os melhores e mais motivados – os outros já haviam desistido no caminho e procurado outros interesses. Naquele momento, aos 17 anos, Felipe começou a duvidar de sua capacidade, passou a pensar que seu talento o levaria apenas à condição de quase profissional, no máximo de jogador profissional mediano. Como sua autoestima estava em grande parte condicionada em seu talento futebolístico, um grande desânimo foi tomando conta dele, o que o levou a se aplicar de maneira errática ao esporte: às vezes dava tudo de si, mas passou a faltar em demasia, se envolvia em discussões dentro de campo, desobedecia a equipe técnica, avacalhava. Por acreditar erroneamente que seu talento futebolístico era inato e refratário à disciplina e ao treinamento, passou a se sentir incapaz de suplantar suas falhas e de aprimorar em alguns fundamentos, dentro do padrão de alto rendimento exigido pelo seu técnico.

Clara e Felipe apresentam, o que Carol Dweck, professora de psicologia da Universidade de Stanford, chama de "mentalidade fixa" (*fixed mindset*).

Mentalidade fixa é a crença de que certos atributos já nascem com as pessoas, estão disponíveis desde sempre. Ou não. Para o segundo caso, não haveria mais a chance de serem desenvolvidos – ou seja, não há mudança possível. Seguindo essa definição, cada ser humano viria ao mundo com certo nível (invariável ao longo da vida) de inteligência, coragem, capacidade atlética, valores éticos, paciência, persistência, criatividade, estabilidade emocional, empatia. Essa visão pode até nos dar uma certa tranquilidade, deixa o mundo mais organizado e simples, especialmente quando nos consideramos brilhantes, fortes e corajosos, e quando tudo vai bem em nossas vidas. Nessas situações, acreditamos que nossos sucessos têm a ver com nossas características inatas e fixas, o que nos encoraja a continuar a fazer mais do mesmo.

A vida, no entanto, tem a mania incorrigível da inconstância. Quando menos se espera, ela vira a todos de cabeça para baixo. Repentinamente, as qualidades inatas e provedoras de sucesso que pareciam nos habitar com naturalidade tornam-se inúteis e desprovidas de qualquer função. Assim, quando a vida se torna incerta e o repertório de atributos psíquicos falham, considerar que os talentos são categóricos (talhados na pedra) deixa qualquer um absolutamente vulnerável e desmotivado. Nessas horas, além da culpa – "Não consigo prestar atenção, não

Saúde emocional

tenho capacidade para suportar isso, meu nível de inteligência não dá conta do desafio" –, as pessoas ficam desnorteadas porque dirigiam há muito tempo em linha reta, sem saber lidar com as curvas.

A cultura norte-americana dá importância muito grande para as notas que os alunos, desde pequenos, tiram na escola. A maneira como estudantes jovens se relacionam com pequenos fracassos escolares foi o ponto de partida para que a professora Dweck e seus colaboradores estudassem o que veio a ser conhecido como "mentalidade de crescimento" (*growth mindset*). Esse experimento foi realizado inicialmente na década de 1970 e replicado inúmeras vezes, sempre com resultados similares. Os jovens do experimento recebiam problemas, cuja resolução estava sempre um pouco além do nível de conhecimento deles. Uma parte dos jovens se sentia desestimulada e desistia rapidamente. No entanto, outra parte achava a missão intelectualmente estimulante (mesmo quando não conseguiam resolver o problema) e dizia coisas como: "Eu achei mesmo que aprenderia algo aqui!". Essa maneira de se ver se relaciona com a ideia de que nossas qualidades podem ser aperfeiçoadas através de empenho – ou seja, que podem ser desenvolvidas.

A mentalidade de crescimento é justamente essa: a noção de que as características individuais, incluindo inteligência, otimismo, paz interior, motivação, autocontrole são apenas um ponto de partida, não o fim da estrada. Nesse sentido, o escritor Guimarães Rosa, por intermédio do seu personagem e protagonista Riobaldo, ao trilhar as veredas do grande sertão, afirmou que a verdade – no caso aqui, a solução para as dificuldades e problemas – não está no começo, muito menos ao final da travessia: ela se apresenta para nós no meio do percurso, de mansinho, inusitadamente. Para tanto, basta acima de tudo "nunca perder a vontade de ter coragem". Descobertas mais atuais da neurociência corroboram tudo isso: é preciso se expor ao ambiente – e eventualmente às suas adversidades –, ser em parte "moldado" por ele, para em seguida transformá-lo de forma pragmática.

Isso acontece por intermédio da capacidade do cérebro de se adaptar para atender ou suportar as novas demandas e pressões do ambiente, fenômeno conhecido por neuroplasticidade. O cérebro tem a capacidade de reorganizar sua estrutura, funções e conexões para responder a estímulos internos e externos. Tal capacidade vai naturalmente perdendo força ao longo da vida; isso é devido tanto aos processos de envelhecimento habituais, quanto à capacidade do cérebro aprimorar ao longo da vida em determinadas funções e atividades, em detrimento de outras – assim, o exímio tenista pode se mostrar um jogador de basquete rudimentar ou uma pessoa extrovertida ser altamente capaz de estabelecer novos relacionamentos e de trabalhar em grupo, mas sentir-se pouco capaz de realizar atividades solitárias e que demandem maior nível de introspecção. A capacidade do cérebro de se adaptar às vicissitudes do ambiente e da vida também pode ser afetada pelo estresse, especialmente quando esse se instaura de modo perene na vida das pessoas – uma criança permanentemente aflita pela chegada do pai embriagado e violento todas noites, um idoso lidando com uma dor crônica, um indivíduo que não consegue sair de casa há três meses por conta dos seus rituais obsessivos-compulsivos são fatores permanentes de desgaste, atrofia ou ressecamento do funcionamento cerebral. Por outro lado, é fácil entender a ação benéfica que a avaliação de que podemos crescer, mudar e melhorar tem sobre a estrutura orgânica do sistema nervoso, mesmo durante a vigência de situações altamente adversas e crônicas.

Desse modo, quando passamos a acreditar (o que também é um processo) que os comportamentos estão vinculados aos pensamentos e sentimentos por meio de estruturas e conexões neurofisiológicas (orgânicas) que interagem e se alteram mutuamente, uma espécie de mundo novo se abre. A nova mentalidade, galgada na ideia de desenvolvimento, crescimento e ampliação psíquica vem à tona, dentro de uma perspectiva que estimula a todos a considerar os seguintes preceitos:

1. Avaliar o esforço (ao invés de "pedigree" de nascença) como central para nosso sucesso e

evolução (e não como prova de que não temos talento porque, se tivéssemos, os êxitos viriam espontaneamente, sem tanto trabalho). Mesmo os talentos precisam ser trabalhados, aperfeiçoados.

2. Os contratempos são o sinal de que é preciso trabalhar com mais afinco para aprimorar ou alterar as estratégias necessárias para atingir os objetivos desejados – nunca a prova cabal de fraqueza, incapacidade, descontrole ou falta de inteligência. Tudo está no mundo para ser desenvolvido.

3. A criatividade é a grande ferramenta a ser utilizada no desenvolvimento de novas estratégias para lidar com as contrariedades e crises – desistir facilmente, entrar em desespero, ficar na defensiva, negar problemas ou culpar o mundo por nossos fracassos não fazem parte desse combo de soluções. Veja esse exemplo contemporâneo da época da covid-19: quando ficou determinado que as escolas de uma região de subúrbio dos EUA iriam funcionar apenas de modo virtual, por meio de aulas online, uma parte dos pais e mães iniciou uma verdadeira guerra de opiniões e ofensas de baixo calão através das mídias sociais. Outra parte do grupo, embora também contrariado, começou a procurar maneiras de lidar com a

situação engenhosamente, trocando ideias sobre como rearranjar o espaço das casas para acomodar melhor o aprendizado dos filhos, organizando pequenos grupos de crianças em suas casas, combinando um rodízio entre os pais e cuidadores, doando dinheiro ou tempo para as famílias sem condições financeiras de se adaptar por completo a essa nova realidade.

4. A motivação é diretamente proporcional à atenção que se presta àquilo que realmente é possível modificar. Isso aumenta a sensação de controle pessoal, estrutura o enfrentamento e consequentemente, melhora a assertividade; além disso, protege a pessoa dos ventos e das tempestades relacionados às situações das quais não temos controle.

Voltando ao início do capítulo, Clara demorou alguns anos de terapia, mas passou a questionar a certeza de que nunca conseguiria – estudar, acordar cedo, fazer ginástica sem se sentir ansiosa. Esse foi o início de uma trajetória que já resultou em várias conquistas: saiu de casa para morar com o namorado, acorda diariamente antes das oito da manhã, faz atividades físicas com frequência e sabe lidar sem se desesperar com o aparecimento eventual de sintomas de ansiedade. Não chegou ainda onde quer – especialmente no que se refere à estabilidade financeira –, mas passou a acreditar que conseguirá e não sente mais receio de voltar a ser "aquela Clara".

Felipe está em um momento anterior em seu progresso, mas já não pensa que seu valor advém apenas de suas habilidades futebolísticas. Tem identificado outras áreas em que tem facilidade – lidar com crianças e animais, por exemplo. Recentemente, começou a valorizar mais o seu esforço pessoal para encarar áreas mais desafiadoras e que requerem mais de sua capacidade de adaptação – estudos e organização individual, por exemplo. Já não se sente mais definido por seus talentos, mas os vê agora como a cereja do bolo (e não o bolo inteiro). Disse recentemente que está trabalhando para ser a melhor versão de si que puder.

Resumo da ópera? Ter uma mente de crescimento não vai evitar o sentimento de decepção, de frustração e de tristeza proveniente das falhas, dos fracassos, das dificuldades e das perdas. Todas elas são experiências desagradáveis e dolorosas. Mas a mente de crescimento não permite que tais sentimentos nos aprisionem, já que essas vivências são vistas como ultrapassáveis, transponíveis e, principalmente, geradoras de aprendizado, amadurecimento e crescimento mental.

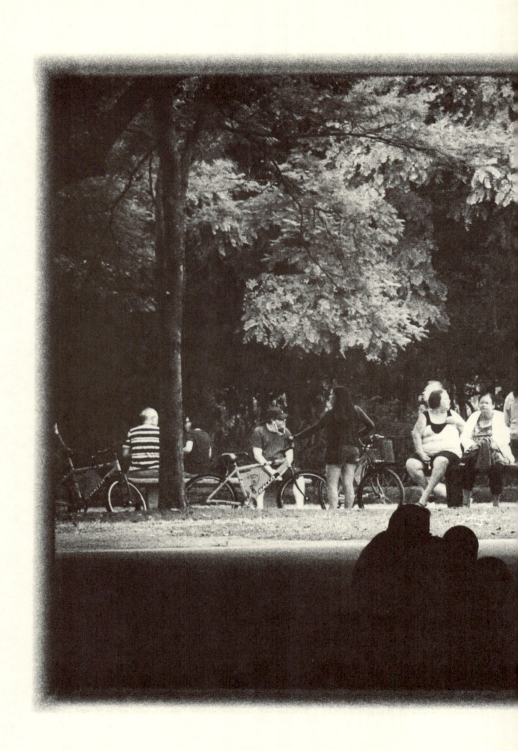

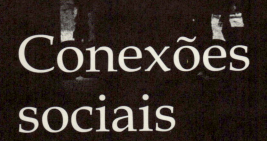

Conexões sociais

Juan Manuel Ballestero passou grande parte da sua vida longe da Argentina, onde nasceu. Aventureiro, velejador, estava em Porto Santo, minúscula ilha pertencente a Portugal a mais de 8.000 quilômetros de distância de Mar del Plata, onde mora sua família, quando a pandemia de covid-19 começou. Não teve dúvidas: apesar dos avisos de que a maioria dos portos no caminho estariam fechados, das várias complicações que potencialmente o esperavam, preparou rapidamente seu pequeno veleiro e partiu para o que foi uma viagem pelo oceano de 85 dias. Sozinho durante todo esse período, enfrentou, entre outros obstáculos, a proibição de entrada em Cabo Verde onde tinha planejado reabastecer-se de alimentos e combustível (o que o impossibilitou de usar o motor do veleiro e o fez passar dias no meio do Atlântico esperando vento). Suas palavras para explicar o porquê de tal aventura: "Eu fiz todo o possível para voltar para casa. O mais importante para mim naquele momento era estar com minha família".

Ballestero não é um exemplo isolado. Embora de maneiras geralmente menos dramáticas, há inúmeras histórias de gente que, no meio da pandemia, sentiu a necessidade de ficar perto das pessoas queridas. Mônica, por exemplo, uma paulista que morava há anos em Nova York. Trabalhando em uma grande *holding*, com uma posição de destaque, estava quase recebendo o cobiçado Green Card (cartão de residência americano) quando devolveu o apartamento, pegou o filho pequeno e voltou de mala e cuia para São Paulo. Apesar do espanto de alguns, por conta da crise no Brasil e pelas oportunidades de crescimento profissionais que tinha nos EUA, Mônica percebeu de maneira clara que precisava ter uma vida próxima da família extensa.

Esses relatos instigantes guardam em comum uma história ancestral de milhões de anos. Os mamíferos nasceram à sombra de um mundo dominado pelos grandes répteis, predadores certeiros e implacáveis. No entanto, diferentemente dos répteis e mais complexos do que as aves, os mamíferos não nascem prontos para a vida: eles têm um sistema neurológico muito potente, complexo e delicado que precisa de muito tempo até estar plenamente desenvolvido – não dá tempo de resolver isso antes do nascimento. Um mamífero só estará pronto para a vida quando seu aparato neurológico estiver amadurecido: eis o marco da chegada da autonomia individual, da idade adulta para eles.

Enquanto a maturidade neurológica não chega, o mamífero em crescimento e em desenvolvimento necessita do apoio e da proteção dos mais velhos: da mãe, do pai, do bando, da comunidade. Até se tornarem viáveis dentro desse mundo avassalador e cruel – do tempo dos dinossauros até a banalização da violência nas sociedades contemporâneas –, foi necessário o estabelecimento de um vínculo carregado de afeto e instintos de proteção, capaz de manter os genitores e sua prole unidos por longos períodos. Eis aqui a raiz evolutiva das chamadas "emoções positivas".

O professor George Vaillant, psicanalista e neurocientista da Universidade de Harvard, acredita que esse "pacto de sobrevivência" é geneticamente determinado. Ele aparece de maneira súbita

Saúde emocional

e intensa logo após o nascimento e vai progressivamente perdendo força até a chegada da idade adulta. Nesse sentido, o chamado "instinto materno" ou "instinto paterno" já existe dentro de nós na forma de um aparato complexo de hormônios, glândulas e circuitos neuronais que começam a funcionar tão logo genitores e filhotes se entreolham e se tocam. Tal vínculo afetivo – que produz apego e dependência afetiva em ambas as partes e a partir do qual o "amor parental" se dá da maneira mais espontânea e desinteressada possível – é mantido pela vivência de toda a sorte de "emoções positivas", quais sejam: compaixão, perdão, amor, esperança, mas também alegria, fé/confiança, reverência, gratidão – tudo o que resulta da nossa capacidade mamífera de estabelecer vínculos afetivos estruturantes, acolhedores, protetores e solidários. Assim, como bem afirmou o professor Vaillant, os seres humanos são geneticamente capacitados para as emoções positivas, tanto para emiti-las, quanto para sofrer a sua ação transformadora, que favorece o desenvolvimento do cérebro e do organismo humano como um todo.

São exatamente esses vínculos primordiais, cujo elo permite o livre fluxo de todo o tipo de emoção positiva, que propiciam o surgimento de cérebros e mentes saudáveis, seguros e otimistas. A importância de tais vínculos primordiais para o senso de existência e pertencimento do psiquismo humano faz com que pessoas como Ballestero sintam-se capazes de romper oceanos apenas para recuperar a certeza de fazer parte desse elo fundador da vida mental, fonte dos afetos mais nobres e sagrados. Para muito além de um mero Green Card.

Estamos falando de conexões afetivas. Protetoras. Solidárias. Será por intermédio dos relacionamentos que se estabelecem durante a adolescência – dentro da família e dos grupos de convívio – que o cérebro passará da condição de mero receptáculo, um dispositivo captador de novas informações, para se transformar em um poderoso radar permanentemente conectado ao mundo, e visceralmente comprometido com a ideia de assumir cada vez mais os cuidados em relação a si mesmo.

Agora o cérebro aprendeu a empatia e também está conectado com o mundo. Mas para tornar-se verdadeiramente maduro e dar conta dos trancos da vida ainda terá um derradeiro desafio: ele necessita desenvolver sua capacidade inata de mentalizar, ou seja, de distinguir estados mentais próprios (ideias, sentimentos, emoções, desejos, crenças etc.) de estados mentais alheios, das outras pessoas. A partir da constatação dessas diferenças, o ser humano começa então a perceber que vive em um mundo habitado por pessoas

Saúde emocional

com diferentes concepções de vida. Cada ser que habita esse planeta vê o mundo a partir do seu jeito; cada um se comporta de acordo com os seus próprios referenciais, de acordo com sua ancestralidade, "a educação que vem de casa", sua história de vida, as escolas e grupos de convívio que frequentou. E é absolutamente normal, esperado e salutar que seja assim.

A partir da capacidade humana de mentalizar é possível se colocar no lugar do outro, tanto para compreender melhor o jeito de ser e pensar dos nossos semelhantes, quanto para entender por que algumas das atitudes tomadas por uns são diferentes ou não atendem às nossas próprias expectativas e aos referenciais que trazemos de casa. Isso se chama alteridade. Ela nos torna capazes de decifrar as regras de convivência em todas as suas nuances e riqueza de detalhes. Por isso, é essencial para atingirmos um mundo realmente estruturado nos pilares da tolerância e da diversidade. Como? Em caso de dúvida em relação às ações alheias, pergunte; ao invés de julgar partindo de pressupostos pessoais, pergunte, averigue junto ao outro as razões para ele estar agindo daquela maneira.

O PODER AVASSALADOR DA SOLIDÃO

Tudo isso já vem há tempos sendo cientificamente documentado. A situação dramática e extrema de

Conexões sociais

recém-nascidos órfãos da Segunda Guerra Mundial é conhecida de muitos: após a tragédia que abateu os seus cuidadores afetivos, muitos desses bebês foram acolhidos dentro de instituições cheias de berços esvaziados de afeto, dentro das quais foram reduzidos a números e seu cuidado, transformado em rotinas frívolas de tão impessoais. Frente a essa perspectiva, boa parte desses bebês simplesmente feneceu. Morreu. Desistiram de tentar. Simples assim, por tamanha falta de estímulos sensoriais e do tão aguardado fluxo de energia límbica, nutridora do processo de desenvolvimento cerebral e mental. Essas crianças esperaram em vão, em solidão absoluta, até perderem a capacidade de confiar em alguém. Algumas conseguiram sobreviver, mas se transformaram em crianças habituadas à desolação e ao abandono, em adultos emocionalmente empobrecidos, com repertórios sociais rudimentares, emocionalmente dependentes e afeitos ao embotamento e ao distanciamento em relação aos demais seres humanos.

Situações extremas com essas, analisadas nos dias de hoje com o apoio de métodos e aparelhos de investigação neurobiológicos altamente sofisticados, deixam claro a todos que o cérebro é moldado pela ação do ambiente cultural que o rodeia. Isso explica por que a solidão faz tão mal para a saúde quanto fatores de risco já amplamente conhecidos como

Saúde emocional

fumar, ter pressão alta, ser obeso, beber em excesso e manter um estilo de vida sedentário. Solidão por tempos prolongados aumenta a probabilidade de se ter doenças cardíacas, demência, morte prematura, ansiedade, depressão, problemas de sono. É ação corrosiva do estresse, que acende perigosamente e põe em prontidão circuitos neuronais de maneira intensa e desnecessária. O estresse se torna crônico, "nunca desliga". E o cérebro se desestrutura.

Um preso que ficou quase três décadas sozinho em uma cela relatou em um congresso de neurociência que ao sair do confinamento percebeu sinais de que seu cérebro estava alterado. Por exemplo, constatou que tinha dificuldades de reconhecer rostos e que havia perdido seu senso de direção. Estudos recentes confirmam esse relato mostrando reduções de partes do cérebro relacionados ao aprendizado, memória e senso espacial após longos períodos em confinamento.

A solidão aparece de diferentes formas em todas as fases da vida, algumas vezes de maneira previsível, outras vezes de forma inusitada. Por exemplo, a redução do número de relacionamentos e de oportunidades de interação são considerados desafios "naturais" da velhice, decorrentes da perda das rotinas de trabalho e da morte de amigos queridos. Por outro lado, um jovem casal pode se sentir subitamente

Conexões sociais

despreparado para lidar com a chegada de uma criança especial, cujas necessidades não são previamente conhecidas por eles e por seu entorno sociocultural; diferentes das regras de criação de filhos escritas nos manuais e observadas nas novelas e nos seriados de televisão, bem longe do senso comum, esses pais de primeira viagem necessitarão aprender a navegar nessa virada inesperada na vida de acordo com parâmetros e instrumentos de navegação inusitados, que ainda precisam ser compreendidos e desvendados. Por situação semelhante passam as crianças enturmadas entre os amigos do mesmo gênero, que se percebem adolescentes tímidos, com dificuldades substanciais de relacionamento com os seus pares, quase sempre deixados à parte das festas e demais ocasiões sociais. Pessoas idosas trancafiadas meses a fio, amedrontadas pelo flagelo da pandemia, adultos jovens morando sozinhos, crianças e adolescentes sem contato com os amigos, pais e mães com excesso de funções sem grupos de apoio.

Assim, as conexões sociais – em contraste com o poder avassalador da solidão – não são apenas desejáveis. Elas são a fonte para as emoções positivas, vitais para a manutenção e o funcionamento de cérebros saudáveis. Sem elas não há saúde mental possível.

A pandemia do novo coronavírus impôs a todos um isolamento súbito e inesperado. Ela nos forçou a

101

abrir mão de rotinas e comportamentos que espontaneamente nos aproximavam daqueles que amávamos ou tínhamos em alta conta. Em decorrência do temor da infecção generalizada e da ameaça que o vírus apresenta especialmente para os mais idosos, os almoços em família, as visitinhas aos tios, primos e amigos do peito foram abolidos. O tradicional cafezinho com os colegas do trabalho – onde laços de amizade entre pessoas incialmente desconhecidas são ampliados e o estresse proveniente do ambiente de trabalho é dissipado – também deixou de existir. De repente, boa parte da população mundial passou a viver dentro de casa, trabalhando à distância, solitariamente.

Isso posto, a procura por novas formas de comunhão, conexão e sentido para a vida surgiram naturalmente dentro de nós, reunindo novamente a todos, valendo-se de todo o tipo de recursos: desde as velhas e boas cartas de amor e amizade, até as formas mais tecnológicas de links, lives e chats e zaps. Foi o momento em que nos percebemos no mesmo barco e que seria necessário chegar um pouquinho para lá para que coubéssemos todos – em nome da alteridade, da necessidade de proximidade que nos define humanos, em detrimento do egoísmo que muitas vezes define muitas das atitudes individualistas.

As pessoas quase nunca declaram abertamente que se sentem sós. Às vezes isso acontece porque não conseguem identificar claramente a situação. "O que é essa dor que estou sentindo?". Outras vezes porque sentem vergonha. Admitir sentir-se solitário parece equivalente a admitir que não somos "gostáveis", que há algo de profundamente errado conosco. De certa forma, é mais fácil dizer que estamos deprimidos do que declarar que nos sentimos muito sós. A pandemia de covid-19 permitiu que pudéssemos admitir a solidão porque grande parte das pessoas passou por experiências semelhantes.

A necessidade de ligações sociais é importante o suficiente para nos tornar criativos e mais motivados para construí-las. Quem tem a experiência, por exemplo, de imigrar para outros países e ficar longe de família e amigos sabe como subitamente nos tornamos mais sociáveis e fazemos esforços para estender nossa rede social, o que provavelmente não faríamos se estivéssemos em nosso país de origem. De repente, nos tornamos mais maleáveis – menos "exigentes" – e encontramos coisas em comum com os outros com muito mais facilidade. Vejam o caso de Dora: antes de se mudar para uma cidade distante da sua, ela perguntou a todos os conhecidos se tinham amigos por lá. Anotou os contatos e foi procurando um a um. Aceitava todo e qualquer convite, até de batizado de boneca da filha da vizinha. Ela também passou a fazer curso de espanhol – que queria estudar havia anos, para o qual nunca tinha encontrado tempo em sua cidade natal. Em alguns meses, fez uma rede de conhecidos bem diversa.

Ter filhos pequenos, cachorros, gostar de ler, de correr, de cozinhar, de plantar, ser espiritualizado, ser parte da comunidade latina e até ter passado por sofrimentos parecidos – esses e outros fatores nos aproximam de pessoas em relação as quais, inicialmente, poderíamos sentir pouco interesse.

Encontrar pontos de similaridade é de suma importância para humanizarmos o outro, bem como para desenvolver um sentido de pertencimento e solidariedade. A partir da percepção do outro como semelhante torna-se possível o estabelecimento do diálogo. Com comunicação temos a pedra fundamental para os vínculos humanos. E com os vínculos temos um dos elementos centrais não só para indivíduos, mas para sociedades mais fortes e resilientes. As intensas polarizações que existem na sociedade atual fazem essa procura dos pontos em comum ainda mais relevante e urgente.

VÍNCULOS DE APOIO

Ann Atwater e C. P. Ellis não poderiam se sentir mais diferentes um do outro. Ela, ativista negra em um tempo de racismo ainda explícito, e ele, membro da Ku Klux Klan (KKK – grupo extremamente racista) se veem obrigados a interagir diariamente quando são escolhidos para coliderar um processo de mediação para decidir sobre a integração racial das escolas em sua cidade, no Sul dos Estados Unidos, no início da década de 1970. A história desse processo real, retratada no filme *O melhor dos inimigos* (*The Best of Enemies*, no título original), mostra como lenta e surpreendentemente essas duas pessoas começam a ver suas similaridades. Ambos são pobres, ambos dão importância para a família e as crianças. A percepção da existência de preocupações e valores em comum acaba os aproximando. Com o tempo, Ann e C. P. se tornaram amigos e lutaram juntos por direitos civis e do trabalho pelo restante de suas vidas.

Por muitos anos, crianças com deficiências eram escondidas dentro de casa. A conquista da permissão de frequentarem a mesma sala de aula que colegas com desenvolvimento padrão (sem essas deficiências) é recente. Embora um grande avanço esteja certamente ocorrendo na inclusão desse grupo de indivíduos e suas famílias, há ainda muito desconhecimento a respeito do tema. Um trabalho que está tocando muitos e esclarecendo de maneira amorosa e atual as dúvidas é o programa veiculado no YouTube chamado "Special Books by Special Kids". O trabalho, liderado por Chris Ulmer, um educador jovem e simpático, tem como ponto principal a veiculação de entrevistas com essas crianças e suas famílias para dar voz às suas necessidades – particularmente as sociais. Em quase todas as entrevistas, as crianças deixam claro (ou suas famílias comunicam por elas) que querem ter amigos e ensinam as pessoas como fazer isso (basta se aproximar e mostrar interesse). Deixam claro, assim, que todos queremos (e merecemos) amizade e aceitação. O canal do YouTube já tem mais de 2,5 milhões de seguidores e forma uma verdadeira comunidade de apoio e inclusão.

A NOBREZA DOS RELACIONAMENTOS CASUAIS

Se conexões próximas são essenciais para nossa felicidade e sobrevivência, mesmo aquelas mais eventuais ou tênues podem ter um papel importante. Melinda Blau e Karen Fingerman discutiram o tema no livro *Consequential Strangers*. Pensemos no moço que trabalha na padaria e que sabe que gostamos do café com apenas um pouco de leite. Na costureira onde vamos há anos e que sempre nos recebe com um sorriso; no casal com que cruzamos no parque quase todo final de semana. Lembre-se da colega de trabalho de uma grande firma, que vemos no corredor para quem desejamos um ótimo dia. Do companheiro do futebol, da colega da ginástica, dos pacientes no hospital onde somos voluntários. O contato com essas pessoas, das quais pouco sabemos, nos dá uma sensação de pertencimento também.

Esses relacionamentos casuais/periféricos ajudam a compor a vida com maior variedade e abrir novos horizontes. Existem vantagens bem práticas dessas ligações, como o acesso a informações que não teríamos se nos mantivéssemos só no círculo mais íntimo. Assim, por exemplo, grupos de vizinhos, presencias ou através de mídia social, trazem conversas úteis sobre questões locais (escolas, barulho, segurança).

Conexões casuais podem trazer uma sensação de leveza para os relacionamentos. Como esses indivíduos não nos conhecem desde sempre e nem profundamente, o nível de cobrança e expectativa é menor. Diferentes partes de quem somos, tanto em termos de personalidade ou de função social, têm a possibilidade de aparecer. Ana pode ser uma pessoa bem mais divertida na aula de zumba do que no trabalho. A timidez de Fernando desaparece quando atua porque se sente seguro nessa função. Isso pode ser bom porque nos força a nos desenvolver mais socialmente, adaptando-nos a diferentes pessoas e níveis de intimidade.

Aprender a ler melhor os outros e adquirir diferentes estratégias sociais é um excelente antídoto para situações de isolamento. E, novamente, é superimportante: possibilita que encontremos pontos em comum com pessoas as mais diversas possíveis. Temos a oportunidade de transformar pequenas similaridades em oportunidade para o desenvolvimento de vínculos de confiança, que tornam o diálogo possível e deixam as distâncias menores. Durante a pandemia, certamente afloraram desentendimentos. Mas também muitos perceberam que precisavam se unir para superar os inúmeros desafios. O nível de troca de dicas e ideias para a solução de problemas e o apoio emocional que surgiu de grupos foram frequentes e importantes.

Nesse ponto tem sido muito interessante a ampliação das possibilidades da tecnologia virtual. Há anos estuda-se e debate-se o impacto das plataformas eletrônicas no distanciamento das pessoas. Durante a pandemia, porém, tal tecnologia foi fundamental para nos mantermos próximos. Aos 85 anos, Lilia aprendeu a pilotar o zoom para se comunicar com netos, parentes na Argentina e Israel, além de participar, por meio desse aplicativo, de aulas de ginástica com o grupo do centro de idosos que costumava frequentar diariamente.

O ser humano não foi feito para viver isolado. O *Homo sapiens* não se destacava de outros animais nem por sua força, nem por sua rapidez ou outra capacidade física. A vida em bandos, de forma colaborativa, era absolutamente essencial para adquirir presas cada vez mais suculentas e substanciosas e para se proteger dos grandes predadores que insistiam em incluí-los em seu cardápio. Nos tornamos quem somos graças ao trabalho e esforço coletivo e à nossa capacidade de criar cultura (no sentido geral) e nos deixar moldar por ela. Precisamos uns dos outros para sobreviver. Uma lembrança que nunca deveria sair de moda.

Concluindo: relacionamentos – tanto os íntimos e próximos, quanto os eventuais e tênues – são fundamentais para a saúde, felicidade e contentamento. A maioria de nós precisa e gosta de ficar sozinho de vez em quando, pois assim podemos nos recompor, nos conhecer. Somos, no entanto, criaturas interdependentes e, no final, precisamos uns dos outros. O sentimento de pertencimento e aprendizado de habilidades sociais são um apoio e tanto para nossa saúde emocional.

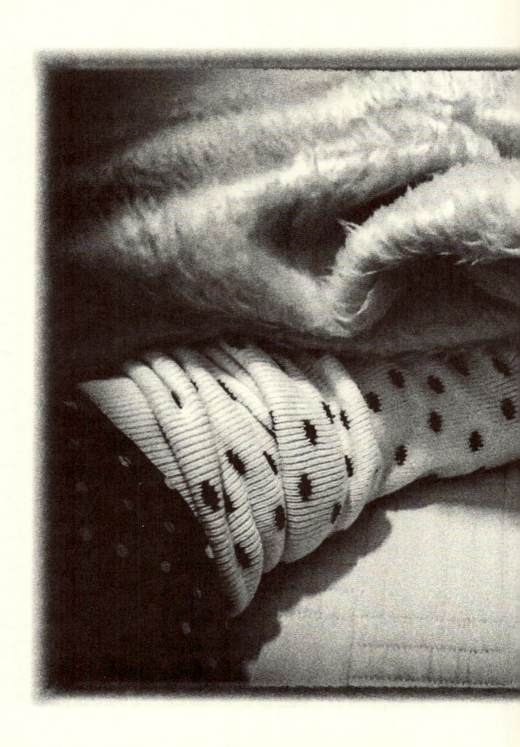

Afinal... somos mais resistentes do que imaginávamos?

A inconstância e a imprevisibilidade inescapáveis da vida é um dos temas centrais do livro *Grande sertão: veredas*, de Guimarães Rosa,: "viver é muito perigoso... Porque aprender a viver é que é o viver mesmo. Travessia perigosa, mas é a da vida". Pouco mais de um século antes, tomado pelo mais puro sentimento épico, o herói e guerreiro tupi de Gonçalves Dias escuta de seu velho pai cego "que a vida/ é luta renhida:/ Viver é lutar./ A vida é combate,/ que os fracos abate,/ que os fortes, os bravos/ Só pode exaltar". Na virada para o século XX, João da Cruz e Sousa, o "Cisne Negro", filho de escravos alforriados, detentor de uma formação intelectual sólida e clássica – fluente no latim e no grego –, ativista da causa abolicionista e fundador do Simbolismo na literatura brasileira, escreveu:

"O ser que é ser e que jamais vacila
nas guerras imortais entra sem susto,
leva consigo este brasão augusto
do grande amor, da grande fé tranquila.

Os abismos carnais da triste argila,
ele os vence sem ânsias e sem custo...
Fica sereno, num sorriso justo,
enquanto tudo em derredor oscila.

Ondas interiores de grandeza
dão-lhe esta glória em frente à Natureza,
esse esplendor, todo esse largo eflúvio.

O ser que é ser transforma tudo em flores...
E para ironizar as próprias dores,
canta por entre as águas do Dilúvio!"

De fato, a vida é uma travessia marcada por lutas épicas, ora com sabor de vitória, ora com o gosto de fel da derrota, por vezes gloriosas, por vezes dolorosamente sangrentas. Independentemente da alegria extravasada ou do pesar assimilado ao longo de uma existência, o velho clichê de que "ninguém veio a esse mundo a passeio" é real. Afinal, os perrengues vêm no "pacote" da vida. É inescapável e comum a todos. Claro, algumas particularidades tornam a vida ainda mais dura – as injustiças sociais, o racismo, o machismo, a violência e a intolerância, uma pandemia... Mas mesmo se nada disso existisse ainda assim seria necessário aprender a viver, a superar os obstáculos relacionados ao crescimento individual, à construção de todo o tipo de vínculos e relacionamentos, ao alcance daquilo que nos atribuímos como metas a serem atingidas no curso da... vida!

Há quem lance um olhar épico sobre essas afirmações. Para esses, vida seria uma "luta renhida" (sangrenta) que separaria os "fortes" dos "fracos". Será? As lutas são as dificuldades que nos reservam a estruturação da nossa personalidade e do nosso caráter, por intermédio dos quais atingiremos nossa vida de seres adultos mais autônoma e plena – e com ela, nossos objetivos mais almejados. É em nome disso que somos colocados à prova pela vida o tempo todo. É preciso um código de ética e de conduta pessoal que nos ajude a dar conta dessa travessia.

Assim, o "combate" para o qual nos convoca a vida não tem a ver com a força física, habilidades marciais ou com a capacidade de ser agressivo. O que nos torna "fortes" e "bravos", dignos de exaltação, é a nossa capacidade de aprendizado em relação à vida, de amadurecer perante a adversidade. A aquisição de experiência e de conhecimento, mas principalmente o desenvolvimento de vínculos afetivos e de confiança, nos torna cada vez mais sábios e capazes de encarar sem susto as guerras imortais pelas quais passaram nossos ancestrais, que enfrentamos cotidianamente e que certamente chegarão às gerações vindouras.

Vários grandes desafios atuais vão depender do nível de cooperação estabelecido pelas pessoas, empresas e nações. Essas questões incluem desde a contenção de pandemias como a da covid-19, assim como maneiras satisfatórias de reduzir as alterações climáticas. No entanto, o mote de nossa sociedade atualmente é pensarmos em termos competitivos e individualistas. Como lidar com essa situação paradoxal? Na verdade, frequentemente enfrentamos dilemas sociais, ou seja, precisamos decidir entre interesses competitivos para ganhos imediatos ou interesses cooperativos de longo prazo de nossas ações. Um exemplo seria a controle do uso de água que já tivemos que enfrentar no Brasil. O incentivo para o primeiro cenário é mais imediato (tomar longos e agradáveis banhos, lavar o carro com mangueira sem se preocupar com o dia do amanhã). O segundo quadro dá mais trabalho e menor satisfação instantânea (restringir o tempo no chuveiro e usar baldes; deixar o carro sujo), mas evitamos que falte água para todos.

Como nos posicionamos nessas situações? Pesquisas apontam que quanto mais nos percebemos como interdependentes (novamente, tanto indivíduos, quanto empresas, quanto países), maior é a chance de engajarmos em maneiras cooperativas de nos relacionarmos, ao invés de formas competitivas. Mais especificamente, a área desenvolvida por um dos maiores gênios da psicologia social, Morton Deutsch, chamada de "Resolução de Conflitos", propõe que situações em que os objetivos das partes sejam vistos como "positivamente interdependentes" (o sucesso de um é o sucesso do outro; o fracasso de um é o fracasso do outro) tendem a resultar em relacionamentos mais cooperativos. Como conflitos que utilizam maneiras cooperativas de resolução tendem a ter resultados mais construtivos (além de relações interpessoais e grupais mais favoráveis, melhor saúde emocional, melhor autoestima e até maior produtividade, no caso de conflitos em empresas), a busca por visões e narrativas que privilegiem objetivos mutuamente benéficos é um indicador para transformar competição em cooperação.

O caminho para fazer isso tem percalços, é claro, mas é sempre bom lembrar que gestos amigáveis e que oferecem autonomia ao outro tendem a evocar respostas cooperativas; e atitudes desconfiadas, de dominação do outro, tendem a produzir reações negativas e obstrutivas.

Saúde emocional

BLINDAGEM DE RESILIÊNCIA

Apesar das ameaças e dos perigos à espreita, há um acúmulo consistente de evidências que nos permite afirmar que os seres humanos geralmente são capazes de superar os efeitos de um episódio aversivo, potencialmente traumático. Mais do que isso: a maior parte das pessoas consegue sobreviver a traumas de grande magnitude e duração – provocados tanto por acidentes naturais, quanto pela ação humana –, ainda que requeiram posteriormente um tempo prolongado de atenção, cuidados e ações específicas de tratamento.

George Bonanno, professor do Teacher's College nos EUA, e sua equipe têm pesquisado há décadas a reação de populações a eventos traumáticos, interessados em verificar a resiliência dos indivíduos (medida nesse caso como o desenvolvimento ou não de depressão, alta ansiedade ou stress pós-traumático). Os estudos do grupo acompanharam pessoas passando por situações como divórcio, morte de alguém próximo de quem cuidavam, recuperação após um ataque cardíaco ou outras doenças crônicas. Também verificaram como as pessoas respondiam a situações mais habitualmente classificadas como traumatizantes, como o período pós-ataque de 11 de Setembro nos EUA, a participação em guerras, a violência sexual. As pessoas sentiam o baque, é claro, das situações desafiadoras pelas quais passavam. Mas a grande maioria (65% ou mais), em todas essas situações, não tinha sintomas de problemas emocionais após alguns meses. A ideia muito forte no nosso imaginário coletivo de que situações traumatizantes sempre resultam em indivíduos traumatizados não se confirma.

Não se trata aqui de minimizar o impacto potencialmente devastador de um tsunami, do rompimento de uma barragem, de uma enchente caudalosamente violenta, das ditaduras afeitas à tortura e à carnificina, dos campos de concentração e de trabalho forçado, do racismo, do abuso moral, físico e sexual, bem como da intolerância em suas incontáveis facetas. Essa porção mais explícita e escandalosa dos tais "perigos da vida" precisa ser permanentemente prevenida e combatida – sem um segundo sequer de descanso.

Acidentes e tragédias são capazes de deixar todo o tipo de marca no psiquismo humano: transtornos psiquiátricos clássicos – como o estresse pós-traumático, a depressão e a ansiedade –; o luto prolongado, seja pela perda ou pela degradação da saúde física e mental daqueles que amamos e prezamos. Também os pensamentos, as tentativas e o suicídio propriamente dito, tamanha a dificuldade em elaborar o efeito de terremotos e enchentes, abusos e torturas sobre as pessoas e a seus entes queridos; o uso nocivo de álcool, tabaco e outras drogas, calmantes para lidar – ainda que de modo mal adaptado – com o estresse decorrente das agressões e traumas; os danos e limitações físicas com os quais será preciso conviver pelo resto da vida.

Ainda nesses casos extremos, evidências apontam que o psiquismo humano é dotado de algum tipo de armadura de resiliência, constituída em parte pelo próprio arcabouço genético e psicológico da pessoa, somada a outros componentes estruturais de ordem social e cultural.

Basta pensar na criança que, mesmo exposta desde cedo aos maus-tratos e ao abuso parental e vivendo em meio à violência social, consegue estruturar um conjunto de enfrentamentos sociais bem-sucedidos, partindo de perspectivas individuais marcadamente otimistas e aliada à presença de avós e de um ambiente escolar acolhedor e acima de tudo solidário. É difícil? Sim. É desafiador? Muito. É impossível? Não.

Nunca perder a coragem de fazer a travessia, de aprender a viver, manter a serenidade. Coisas de Guimarães Rosa e de Cruz e Sousa. Atitudes que por si só não respondem a todas as nossas questões existenciais, mas nos aproximam da tão almejada vida mais harmônica e propensa a conquistas e realizações.

Referências

BLAU, M.; FINGERMAN, K. L. *Consequential Strangers*. New York: W. W. Norton & Company. 2009.

BOCCACCIO, G. *Decameron*: dez novelas selecionadas. São Paulo: Cosac Naify, 2013.

BOWLBY, J. *Apego*: a natureza do vínculo. São Paulo: Martins Fontes, 2002.

BUARQUE, C. *Letra e música*. São Paulo: Companhia das Letras, 1989.

CAMUS, A. *A peste*. São Paulo: Abril Cultural, 1984.

CARVALHO, P. C. Kolimá – 60 graus: o inferno de Chalámov. *Esquerda online*. 26 jul. 2018. Disponível em: <https://esquerdaonline.com.br/2018/07/26/kolima-60-graus-o-inferno-de-chalamov>. Acesso em: 10 set. 2020.

CASTELLS, M. *O poder da identidade*: a era da informação: economia, sociedade e cultura. São Paulo: Paz e Terra, 1999.

CHAGAS, L. *Tarantino M. Pretobrás – por que eu não pensei nisso antes?* O livro de canções e histórias de Itamar Assumpção. São Paulo: Ediouro, 2006.

CHALÁMOV, V. *Contos de Kolimá*. São Paulo: Editora 34, 2016.

COZOLINO, L. *The Neuroscience of Human Relationships*: Attachment and the Developing brain. New York: W. W. Norton & Company, 2006.

CRUZ E SOUSA. *Poesia completa*. São Paulo: Ediouro, 2002.

DAFOE, D. *Um diário do ano da peste*. Porto Alegre: Artes e Ofícios, 2002.

DEUTSCH, M. *Cooperation and Conflict*: a Personal Perspective on the History of the Social Psychological Study of Conflict Resolution. Book: International Handbook of Organizational Teamwork and Cooperative Working. Publisher: John Wiley & Sons Ltd, 2003.

DWECK, C. S. *Mindset*: a nova psicologia do sucesso. São Paulo: Objetiva, 2017.

ENGEL, G. L. The Need for a New Medical Model: a Challenge for Biomedicine. *Science* v. 196, n. 4286, 1977, pp. 129-36.

FONAGY, P. et al. *Affect Regulation, Mentalization and the Development of the Self*. New York: Other Press, 2004.

GALATZER-LEVY, I. R.; HUANG, S. H.; BONANNO, G. A. Trajectories of Resilience and Dysfunction Following Potential Trauma: A Review and Statistical Evaluation. *Clinical Psychology Review*, n. 63, pp. 41–55, 2018. Disponível em: <https://doi.org/10.1016/j.cpr.2018.05.008>. Acesso em: 22 out. 2020.

GONÇALVES DIAS, Antonio. *I-Juca-Pirama*. São Paulo: L&PM Pocket, 2014.

HOARE, C. *Handbook of Adult Development and Learning*. New York: Oxford University Press, 2006.

JAY, M. *This Way Madness Lies*: the Asylum and Beyond. London: Thames & Hudson – Wellcome Collection, 2016.

LEMINSKI, P. *Toda a poesia*. São Paulo: Companhia das Letras, 2013.

LEVI, P. *Se non ora, quando?* Torino: Enaudi, 1982.

MARQUES, G. G. *O amor nos tempos do cólera*. São Paulo: Record, 2014.

MINISTÉRIO DA SAÚDE. *Guia alimentar para a população brasileira*. 2. ed. Brasília: MS, 2014. Disponível em: <https://bvsms.saude.gov.br/bvs/publicacoes/guia_alimentar_populacao_brasileira_2ed.pdf>. Acesso em: 5 set. 2020.

MURTHY, V. H. *Together*: the Healing Power of Human Connection in a Sometimes Lonely World. New York: Harper Wave, 2020.

NATIONAL ACADEMIES OF SCIENCES, ENGINEERING AND MEDICINE. *Public Health Consequences of E-Cigarettes*. Washington, DC: The National Academies Press, 2018.

Referências

PORTER, E. H. *Pollyana*. São Paulo: Editora Companhia Nacional, 1973.

RENNÓ, C. (org.). *Gilberto Gil*: todas as letras. São Paulo: Companhia das Letras, 1996.

ROSA, J. G. *Grande sertão: veredas*. São Paulo: Nova Fronteira, 2001.

ROZANSKI, A. et al. Association of Optimism With Cardiovascular Events and All-Cause Mortality: A Systematic Review and Meta-analysis. *JAMA Netw Open* n. 2, v. 9, 4 set. 2019.

SELIGMAN, M. E. P.; LANDSBERG, D. *Aprenda a ser otimista*: como mudar sua mente e sua vida. São Paulo: Objetiva, 2019.

SLATER, L. *Opening Skinner's Box*: Great Psychological Experiments of the Twentieth Century. New York: W. W. Norton & Company, 2005.

SMINK, V. *Coronavírus*: o argentino que cruzou o Atlântico sozinho em um barco para ver os pais durante a pandemia. BBC News Mundo, Argentina, 1º jul. 2020. Disponível em: <https://www.bbc.com/portuguese/geral-53250809>. Acesso em: 7 ago. 2020.

SOLOMON, M.; SIEGEL, D. J. (eds.). *Healing Trauma*: Attachment, Mind, Body and Brain. New York: W. W. Norton & Company, 2003.

SPECIAL BOOKS FOR SPECIAL KIDS. *Youtube Channel*. Disponível em: <https://www.youtube.com/channel/UC4E98HDsPXrf5kTKIgrSmtQ>. Acesso em: 25 out. 2020.

VAILLANT, G. *Fé*: evidências científicas. São Paulo: Manole, 2010.

WEXLER, B.E. *Brain and Culture:* Neurobiology, Ideology and Social Change. Cambrigde (MA): Bradford Books, 2008.

WORLD HEALTH ORGANIZATION (WHO). *Building blocks for tobacco control*. Geneve: WHO, 2004.

_____. *Global Strategy to Reduce the Harmful Use of Alcohol*. Geneve: WHO, 2010.

_____. *Promoting Health*: Guide to National Implementation of the Shanghai Declaration. Geneva: WHO, 2017.

_____. *WHO Global Report on Trends in Prevalence of Tobacco Use 2000-2025*. Third edition. Geneve: WHO, 2019.

_____. *Guidelines on Mental Health Promotive and Preventive Interventions for Adolescents*. Geneve: WHO, 2020.

_____. *Healthy Cities Effective Approach to a Rapidly Changing World*. Geneva: WHO, 2020.

Os autores

Ilana Pinsky é psicóloga clínica, terapeuta familiar e pesquisadora. Fez graduação e mestrado na Universidade de São Paulo (USP) e doutorado na Universidade Federal de São Paulo (Unifesp/ departamento de Psiquiatria). Desenvolveu seu pós-doutorado no departamento de Psiquiatria do Robert Wood Johnson Medical School, nos EUA. Foi professora afiliada da Unifesp, onde atuou na pós-graduação e como supervisora e coordenadora do ambulatório de adolescentes da Unidade de Pesquisa em Álcool e Drogas (UNIAD). Também foi professora associada da Universidade de Colúmbia, onde coordenou um programa de saúde mental em Moçambique. Atualmente é pesquisadora visitante da School of Public Health da City University of

New York (CUNY) e do Center of Alcohol and Drug Studies, Rutgers University. É autora de mais de 80 artigos publicados em revistas científicas, escreveu vários livros sobre dependência química. Escreve regularmente sobre saúde emocional em jornais e revistas para público geral. Pela Contexto, é coautora dos livros *O alcoolismo, Adolescência e drogas* e *Álcool e drogas na adolescência: um guia para pais e professores.* Atende em seu consultório virtual brasileiros que vivem em vários países do mundo. Mora com sua família em Nova York. E-mail: pinskyilana@gmail.com.

Marcelo Ribeiro é psiquiatra, gestor público e pesquisador. Cursou a Faculdade de Ciências Médicas da Santa Casa de São Paulo, onde também fez residência em Psiquiatria. Fez mestrado e doutorado no Departamento de Psiquiatria da Universidade Federal de São Paulo (Unifesp), tendo atuado como diretor clínico e coordenador do programa de pós-graduação *lato sensu* da Unidade de Pesquisa em Álcool e Drogas (UNIAD), Unifesp. Foi professor afiliado da Unifesp e docente do curso de Medicina da Universidade Nove de Julho (Uninove). Atualmente é diretor do Centro de Referência de Álcool, Tabaco e outras Drogas (CRATOD) – Secretaria do Estado da Saúde de São Paulo. É membro do Conselho Estadual de Políticas sobre Drogas de São Paulo (CONED-SP), tendo sido presidente durante o biênio 2019- 2021. É autor de mais de 35 artigos publicados em revistas científicas; escreveu livros, guias e cadernos técnicos. É colunista do site RG UOL, onde escreve sobre dependência química, saúde mental e comportamento. Vem atuando como psiquiatra clínico desde o final dos anos 1990. É membro da Sociedade Brasileira de Psicologia Analítica (SBPA) e da International Association for Analytical Psychology (IAAP). E-mail: marcelo@drmarceloribeiro.com.

GRÁFICA PAYM
Tel. [11] 4392-3344
paym@graficapaym.com.br